GENEEN ROTH

Essen ist nicht das Problem

GOLDMANN
Lesen erleben

Buch

Im Verlauf ihrer eigenen lebenslangen Liebes- und Kriegsbeziehung zum Essen nahm Geneen Roth mehr als 100 Pfund zu und wieder ab, war über- und untergewichtig, kämpfte mit Scham und Selbsthass. Dann aber tat die Autorin einen radikalen Schritt: Sie beendete den Kampf, gab die Kontrolle auf, hörte auf, sich zu drangsalieren. Und begann stattdessen, ihrem Körper zu trauen und ihre Gefühle zu erforschen. Es funktionierte. In diesem lebensverändernden Buch, das sich innerhalb kürzester Zeit in den USA millionenfach verkauft hat, stellt sie das Konzept vor, das uns endgültig aus dem Teufelskreis von zwanghaftem Essen und Diäten befreit.

Autorin

Geneen Roth forscht und lehrt seit über 30 Jahren auf dem Gebiet der Essstörungen und zählt zu den international prominentesten Expertinnen. Sie begründete die erfolgreichen »Breaking Free«-Workshops in den USA und schrieb mehrere sehr erfolgreiche Bücher. Mit »Essen ist nicht das Problem« gelang ihr ein internationaler Bestseller. Geneen Roth lebt in Kalifornien.

Geneen Roth

Essen ist nicht das Problem

Wie Frauen Frieden mit sich selbst und ihrem Körper schließen

Aus dem amerikanischen Englisch
von Rita Höner

GOLDMANN

Die amerikanische Originalausgabe erschien 2010 unter dem Titel »Woman Food and God« bei Scribner, Verlagsgruppe Simon & Schuster, Inc., USA.

Die deutsche Erstausgabe wurde 2010 im Kailash Verlag, Verlagsgruppe Random House, veröffentlicht.

Die Erstausgabe im Taschenbuch erschien 2014 unter dem Titel »Fühle dich selbst und iss, was du willst. Wie Frauen Frieden mit sich selbst und ihrem Körper schließen«.

1. Auflage
Neuausgabe November 2017

Umschlaggestaltung: UNO Werbeagentur, München
Umschlagmotiv: © FinePic®, München
Lektorat: Svenja Geithner
fm · Herstellung: cb
Satz: Satzwerk Huber, Germering
Druck und Bindung: GGP Media GmbH, Pößneck
Printed in Germany
ISBN 978-3-442-22244-5

www.goldmann-verlag.de

Inhalt

Teil drei
Essen

Anhang

PROLOG

Die Welt auf unserem Teller

Achtzig hungrige Frauen sitzen im Kreis, vor sich Schalen mit kalter Tomatensuppe; grimmig und finster starren sie mich an. Es ist Mittagszeit und der dritte Tag des Retreats. Bei unseren täglichen Essmeditationen geht jede Frau zum Büfett, stellt sich an, um sich Essen auflegen zu lassen, nimmt ihren Platz im Kreis ein und wartet, bis wir uns alle für die Mahlzeit hinsetzen. Die Prozedur verläuft quälend langsam – sie dauert etwa eine Viertelstunde, was vor allem dann eine Folter ist, wenn Essen die Droge unserer Wahl darstellt.

Obwohl bei diesem Retreat alles gut verläuft und viele der Frauen lebensverändernde Erkenntnisse hatten, ist das in diesem Moment allen egal. Sie interessieren sich nicht für verblüffende psychische Durchbrüche, die fünfundvierzig Kilo, die sie abnehmen wollen, oder die Frage, ob es Gott gibt. Sie wollen ungestört ihr Essen genießen, sonst gar nichts. Sie wünschten, ich würde meine abgehobenen Thesen über die Verbindung zwischen Spiritualität und zwanghaftem Essverhalten für mich behalten und mich zum Teufel scheren. Denn es ist zweierlei, sich in der Meditationshalle das eigene Essverhalten bewusst vor Augen zu führen, oder im Speiseraum zu sitzen und sich selbst den kleinsten Bissen verkneifen zu müssen, bevor nicht die ganze Gruppe etwas auf dem Teller hat. Ich habe auch darum gebeten, dass geschwiegen wird, und deshalb sind weder Gekicher noch wortreiche Erkundigungen über das Befinden der anderen zu hören, beides Dinge, die vom Hunger ablenken könnten – oder von seinem Nichtvorhandensein, denn nicht allen Anwesenden knurrt der Magen.

Die Basis für das Retreat bildet eine Philosophie, die ich in den letzten dreißig Jahren entwickelt habe: dass nämlich unsere Beziehung zum Essen wie ein Mikrokosmos ist, der unsere Beziehung zum Leben an sich widerspiegelt. Ich glaube, dass wir durch die Art, wie wir gehen und sprechen, unsere innersten Überzeugungen kundtun und dass sich all unsere wahren Vorstellungen von Liebe, Angst, Veränderung und Gott darin zeigen, wie, wann und was wir essen. Wenn wir Schokoriegel in uns hineinschieben, obwohl wir keinen Hunger haben, offenbaren wir ein ganzes Universum aus Hoffnung oder Hoffnungslosigkeit, Glaube oder Zweifel, Liebe oder Angst. Wenn wir herausfinden wollen, was wir im tiefsten Inneren glauben – also nicht denken oder sagen, sondern im Grunde unserer Seele in Bezug auf die diesseitige und die jenseitige Welt für wahr halten –, brauchen wir nicht weiter zu schauen als zu dem Essen auf unserem Teller. Gott steckt nicht nur in den Details; Gott steckt auch in Törtchen, Fritten und Tomatensuppe. Gott – egal wie wir ihn definieren – ist auf unserem Teller.

Aus genau diesem Grund sitzen achtzig Frauen und ich bei kalter Gemüsesuppe im Kreis. Ich lasse meinen Blick durch den Raum schweifen. Blumenfotos – Nahaufnahmen von einer roten Dahlie, den goldenen Rändern einer weißen Rose – hängen an der Wand. Ein Strauß pfirsichfarbener Gladiolen auf einem Beistelltischchen spreizt sich so selbstherrlich und stolz wie frisch gebackene Abiturienten beim Abschlussball. Mein Blick wandert zu den Gesichtern der Retreat-Teilnehmerinnen. Marjorie, eine Psychologin in den Fünfzigern, spielt mit ihrem Löffel und meidet meinen Blick. Eine zwanzigjährige Turnerin namens Patricia trägt eine schwarze Strumpfhose und ein zitronengelbes Tanktop. Ihr winziger Körper sitzt wie ein Origami-Vogel auf ihrem Kissen – zart, vollkommen aufrecht. Auf ihrem Teller liegen eine Handvoll Sprossen und die gleiche Menge Salat. Sonst nichts. Rechts von mir sehe ich Anna, eine Chirurgin aus Mexiko City; sie beißt sich auf die Lippen und klopft mit der Gabel ungeduldig an ihren Teller. Dort liegen drei Scheiben Brot mit reichlich Butter darauf, ein bisschen Salat, keine Suppe, kein Gemüse. Ihr Essen sagt: »Du kannst mich mal, Geneen, ich muss dieses lächerliche Spiel nicht mitspielen. Bei der erstbesten Gelegenheit haue ich rein, wart's nur ab.« Ich nicke ihr zu, wie um zu sagen: »Ja, ich verstehe, wie schwer es ist, sich zu zügeln.« Mit einem raschen Blick erfasse ich den restlichen Raum, Gesichter, Teller. Der Widerstand gegen diese Essmeditation ist förmlich mit Händen zu greifen, und weil ich diejenige bin, die die Regeln aufstellt, bin ich auch diejenige, die die Wut abbekommt. Sich zwischen Menschen und ihr Essen zu stellen ist ungefähr so, als würde man sich einem Hochgeschwindigkeitszug in den Weg stellen; denn wenn man an seinem zwanghaften Verhalten gehindert wird, hebt das nicht gerade die Laune.

»Möchte noch jemand etwas sagen, bevor wir anfangen?«, frage ich.

Schweigen.

»Dann segne ich unser Essen und alles, was es ermöglicht hat. Den Regen, die Sonne und die Menschen, die es erzeugt, die es hierher gebracht und zubereitet haben«, sage ich.

Ich kann hören, wie Amanda, die rechts von mir sitzt, tief ein- und ausatmet, als das Gebet beginnt. Mir gegenüber nickt Zoe mit dem Kopf, als wolle sie sagen: »Oh ja. Die Erde, die Sonne, der Regen. Gut, dass es sie gibt.« Aber nicht jede ist dankbar dafür, noch einen Augenblick länger etwas anderes zu tun als zu essen.

Louisa in ihrem leuchtend roten Jogginganzug seufzt und knurrt ein fast unhörbares »Herrgott noch mal. Können wir nicht endlich anfangen?« Sie sieht aus, als wolle sie mich jeden Moment umbringen. Auf humane Weise natürlich, und so, dass ich möglichst wenig leiden muss, aber dennoch.

»Nehmt euch jetzt etwas Zeit und macht euch bewusst, was ihr euch habt auftun lassen«, sage ich. »Fragt euch, ob ihr Hunger hattet, als ihr euer Essen ausgesucht habt. Und wenn ihr nicht körperlich hungrig wart: War da vielleicht irgendeine andere Art von Hunger?

Seht euch dann euren Teller an. Überlegt, was ihr als Erstes essen wollt, und esst ein paar Bissen. Achtet darauf, wie sich das Essen in eurem Mund anfühlt. Ob es so schmeckt wie erwartet. Ob es hält, was ihr euch von ihm versprochen habt.«

Drei, vier Minuten verstreichen in einer Sinfonie von Essgeräuschen: Rascheln, Kauen, Schlucken, Klirren. Ich bemerke, dass Izzy, eine 1,89 Meter große, gertenschlanke Französin, aus dem Fenster schaut und vergessen zu haben scheint, dass wir essen. Aber die meisten heben die Teller in Richtung Mund, damit sie sich die Bissen schneller einverleiben können.

Laurie, die fünfunddreißigjährige Chefin einer Bostoner Hypothekenfirma, hebt die Hand. »Ich hab keinen Hunger, aber ich hätte gern welchen. Ich will auf jeden Fall essen.«

»Warum?«, frage ich.

»Weil das Essen gut aussieht, und weil es hier direkt vor mir steht. Es ist der beste Seelentröster, den es gibt. Was ist falsch daran, wenn man sich vom Essen wünscht, dass es einen tröstet?«

»Überhaupt nichts«, erwidere ich. »Essen ist gut, und Trost ist gut. Aber wenn du keinen Hunger hast und Balsam für die Seele brauchst, lindert Essen den Schmerz nur vorübergehend. Warum gehst du das Unbehagen nicht direkt an?«

»Es ist zu schwierig, die Dinge direkt anzugehen, es tut zu weh, und der Schmerz wird nie ganz verschwinden. Und wenn es sowieso endlos wehtun wird, habe ich wenigstens das Essen«, erwidert sie.

»Du meinst also, das Beste, was du vom Leben bekommen kannst, ist kalte Gemüsesuppe?«

Als sie weiterspricht, bebt ihre Stimme. »Es ist der einzig wirkliche Trost, den ich habe, und ich werde nicht auf ihn verzichten.« Eine Träne läuft über ihre rechte Wange, bleibt an ihrer Oberlippe hängen. Zustimmendes Kopfnicken. Eine Woge von Gemurmel läuft durch den Kreis.

Laurie sagt: »Das, was wir hier machen – schweigend warten, bis jede ihr Essen hat –, erinnert mich daran, wie es war, wenn wir früher in unserer Familie zu Abend gegessen haben. Meine Mutter war betrunken, mein Vater wütend, und keiner sagte ein Wort. Es war schrecklich.«

»Wie hast du dich damals gefühlt?«, frage ich.

»Einsam, jämmerlich, als sei ich in die falsche Familie hineingeboren. Ich wäre am liebsten geflüchtet, aber es gab keinen Ort, an den ich hätte gehen können; ich hatte das Gefühl, in der Falle zu sitzen. Und das hier fühlt sich genauso an. Als ob ihr alle verrückt wärt und ich hier mit einem Haufen Irrer in der Falle säße.«

Noch deutlicheres Kopfnicken. Noch vernehmlicheres Gemurmel. Eine Teilnehmerin aus Australien sieht mich herausfordernd an; ihr schwarzes, taillenlanges Haar streift über den Rand ihrer Suppenschale. Ich stelle mir vor, wie sie sich sagt, dass Laurie recht hat und ob sie wohl irgendjemand binnen einer Viertelstunde zum Flughafen fahren kann.

Aber genau hier, genau jetzt, im Zentrum dieser Verletzung – *Ich bin von den Menschen und Ideen, die wirklich wichtig sind, im Stich gelassen worden, ich fühle mich betrogen, und alles, was mir geblieben ist, ist das Essen* – liegt die Verbindung zwischen dem Essen und uns selbst. Die Verletzung kennzeichnet den Augenblick, in dem wir uns selbst, das Verändern, das Leben aufgegeben haben. Sie markiert den Punkt, an dem unsere Angst sitzt. Sie verweist auf die Gefühle, die wir nicht zulassen, und weil wir das nicht tun, bleibt unser Leben eng, dürr, schal. Von diesem isolierten Punkt aus ist es nur ein kleiner Schritt zu der Schlussfolgerung, dass wir im Stich gelassen und betrogen worden sind. Wenn wir diese Verzweiflung bei den Retreats bearbeiten, geschieht das nicht unter Einsatz unserer Willenskraft oder durch das Heraufbeschwören unseres Glaubens; wir lassen uns vielmehr neugierig und behutsam auf unseren Zynismus, unsere Hoffnungslosigkeit und unsere Wut ein.

Ich frage Laurie, ob sie dem Teil von sich Raum geben kann, der sich gefangen und einsam fühlt.

Sie sagt Nein, das könne sie nicht. Sie sagt, sie wolle einfach nur essen.

Ich frage sie, ob sie bereit sei, die Möglichkeit in Erwägung zu ziehen, dass das nichts mit dem Essen zu tun hat.

Sie sagt Nein, das könne sie nicht. Sie starrt mich mit einem Ausdruck grimmiger Entschlossenheit an, der besagt: »Halt dich da raus. Geh weg. Das interessiert mich nicht.« Ihre Augen sind schmal, die Lippen zusammengepresst.

Die Atmosphäre im Raum ist jetzt zum Zerreißen gespannt. Die Frauen halten den Atem an; sie starren mich an, starren Laurie an, warten.

»Ich frage mich«, sage ich, »warum dir so daran gelegen ist, dass ich mich heraushalte. Es kommt mir vor, als würde ein Teil von dir dazu neigen, sich abzukapseln, ja vielleicht sogar dazu, sich zu zerstören.«

Sie legt ihren Löffel hin, den sie in der Luft gehalten hat, und fixiert mich.

»Hast du aufgegeben?«, frage ich.

Die Frage ist riskant, weil sie direkt in die Verzweiflung hineinführt; ich stelle sie trotzdem, denn in den vergangenen drei Tagen hat Laurie nicht aufgehört, mit mir zu kämpfen, und ich mache mir Sorgen, dass sie das Retreat in einem Zustand versteinerten Rückzugs verlassen könnte. »Wann ist dein Entschluss gefallen, nie mehr an irgendetwas zu glauben?«

Sie holt hörbar Luft und sitzt eine Weile lang da, ohne etwas zu erwidern.

Ich sehe mich im Raum um. Suzanne, die Mutter von drei kleinen Kindern, weint. Victoria, eine Psychiaterin aus Michigan, beobachtet, wartet, völlig gebannt von dem, was geschieht.

»Seit ich zehn bin, will ich sterben«, erklärt Laurie schließlich seelenruhig.

»Kannst du der Zehnjährigen Raum geben?«, frage ich. »Dem Mädchen, das keinen Ausweg mehr aus der hoffnungslosen Situation sah, in der es sich befand? Spür doch mal ganz vorsichtig hin, ob du die eigentliche Verletzung fühlen kannst.«

Laurie nickt. »Ja, ich glaube, das kann ich«, erwidert sie ruhig.

Ich bitte sie, das nicht auf eine Weise zu tun, die ihr »inneres Kind« tröstet. Ich glaube nicht an innere Kinder. Ich glaube, dass es in uns verhärtete Stellen gibt – verborgene Winkel unseres Herzens, in denen unverdauter Schmerz sitzt, den wir anerkennen und annehmen müssen, damit wir mit dem in Kontakt kommen können, was nie verletzt, verwundet oder hungrig war. Obwohl die Arbeit, die wir im Retreat leisten, oft als therapeutisch empfunden wird, ist sie keine Therapie. Anders als eine Therapie soll sie nicht das Selbstwertgefühl pushen, das in Reaktion auf unsere Vergangenheit gelitten hat. Die Arbeit im Retreat soll das zutage fördern, was über das Selbstwertgefühl hinausreicht und nicht durch unsere Vergangenheit bedingt ist. Unsere Persönlichkeit und ihre Abwehrstrategien

– eine davon ist unsere emotional besetzte Beziehung zum Essen – sind unmittelbar mit unserer Spiritualität verknüpft. Sie sind die Brotkrumen, die uns den Weg nach Hause weisen.

Laurie sagt: »Ich weiß nicht, was gerade passiert ist, aber ich habe plötzlich keinen Appetit mehr auf die Suppe.«

Ich sage: »Offenbar gibt es etwas, das besser ist als Essen: nämlich an das zu rühren, was du für unantastbar gehalten hast, und plötzlich ganz tief drinnen zu spüren, dass du mächtiger bist als dein Schmerz.«

Sie nickt und lächelt zum ersten Mal seit drei Tagen. »Im Moment kommt das Leben mir nicht so schrecklich vor. Dadurch, dass ich laut ausspreche, für wie schlimm ich es gehalten habe, als ich zehn war, kommt es mir jetzt gar nicht mehr so schlimm vor. Ich glaube, was passiert ist, ist, dass ich spüren kann, wie traurig die Zehnjährige war, ohne wieder mit Haut und Haar zu der Zehnjährigen zu werden – das ist ziemlich gut.«

Die simple Tatsache, dass sie an ihren Schmerz rühren kann, ohne von ihm vernichtet zu werden, bedeutet, dass nicht alles verloren ist; Hoffnung und Erlösung sind möglich. Ich nicke und frage, ob sie das Gespräch fortsetzen möchte. Sie sagt: »Ich glaube, das ist fürs Erste genug.«

Ich bitte die Teilnehmerinnen, ihr Besteck zur Hand zu nehmen und noch ein paar Bissen zu essen – und dabei darauf zu achten, was sie essen wollen, wie es schmeckt und wie sie sich fühlen.

Ein paar Minuten später hebt Nell, die seit sieben Jahren an den Retreats teilnimmt, die Hand. »Ich habe keinen Hunger mehr, aber mir ist plötzlich klar geworden, dass ich Angst habe, das Essen wegzuschieben.«

»Warum denn das?«, frage ich.

»Weil …« – sie beginnt zu weinen – »… weil mir klar geworden ist, dass ich gar kein gebrochener Mensch bin … und dass du sauer auf mich sein wirst, wenn du dahinterkommst.«

»Warum sollte ich sauer auf dich sein?«, frage ich.

»Weil du sehen würdest, wer ich wirklich bin, und diese Person nicht mögen würdest.«

»Was würde ich sehen?«

»Vitalität. Eine Menge Energie. Entschlossenheit. Kraft.«

»Wow«, sage ich. »Und was soll ich daran nicht mögen?«

»Dass ich dich dann nicht mehr brauche. Und das wäre eine Bedrohung für dich.«

»Wer bin ich denn für dich? Jemand, den du kennst und der sich davon bedroht fühlen könnte, wie toll du bist?«

Nell beginnt zu lachen. »Hallo, Mama«, sagt sie.

Eine Welle von Gelächter brandet durch den Raum.

»Sie war so depressiv«, erzählt Nell. »Und wenn ich einfach nur ich selbst war, war das zu viel für sie. Ich musste meine wahre Größe verleugnen – ich musste so geknickt sein, wie sie es war –, sonst hätte sie mich abgelehnt, und das hätte ich nicht ertragen.«

»Was geschieht gerade in deinem Körper, Nell?«, frage ich.

»Es fühlt sich an wie eine Fontäne aus Farben«, sagt sie. »Es ist, als würden mich kräftige Rot-, Grün- und Goldtöne sowie tiefes Schwarz durchströmen, würden Schlieren durch meinen Brustkorb, meine Arme und Beine ziehen …«

»Okay, halten wir hier einen Augenblick inne …«

Ich sehe mich im Raum um. Anna, die mir vorher noch hatte sagen wollen, ich könne sie mal, weint. Camille, die vom ersten Tag an gelangweilt wirkte, scheint völlig fasziniert von dem, was sich hier abspielt. Die Aufmerksamkeit der Gruppe gilt Nells Worten über das Gefühl, sich als ein gebrochener Mensch geben zu müssen. Die Frauen können sich mit der Überzeugung identifizieren, dass man sie lieben wird, wenn sie in der Rolle der Lädierten, Angeknacksten verharren.

Ich sehe Nell an und sage: »Wenn man innehält und die Gefühle zulässt, die sich dann einstellen, ist es nie das, was man erwartet hat. Du bist innerhalb von drei Minuten von einer ängstlichen Person zu einer sprudelnden Fontäne geworden ...«

Nell erklärt: »Es fühlt sich an, als hätte dieser stille, ruhige Ort darauf gewartet, dass ich an ihn zurückkehre, als sei er mein ganzes Leben lang da gewesen, als sei er mehr ich als alles andere.« Und dann steht Nell auf und blickt sich im Raum um. Sie schiebt ihren Stuhl beiseite und sagt: »Jetzt hört mal her, ihr Lieben! ICH BIN KEIN GEBROCHENER MENSCH!!!«

Noch heftigeres Gelächter. Nell fährt fort: »Was hier geschieht, ist in der Tat erstaunlich. Erst musste ich mit dieser Essgeschichte klarkommen. Ich musste mir wirklich abgewöhnen, Essen dazu zu benutzen, meinen Frust abzubauen – weil ich mir sonst total gestört vorgekommen wäre –, und für diesen ganzen spirituellen Kram war keine Zeit. Als das mit dem Essen besser klappte, musste ich mir zumindest einmal erlauben, meine Verletztheit zu fühlen – das war hart. Das war der Teil, bei dem ich einfach glauben musste, was du, Gencen, gesagt hast: dass mein Widerstand gegen den Schmerz schlimmer sei als der Schmerz selbst. Aber nun wahrhaftig zu spüren, dass ich gar kein gebrochener Mensch bin – ich kann kaum erklären, wie sich das anfühlt. Es ist, als sei ich selbst Teil von etwas Heiligem. Es ist wie zu sagen, dass das Gute nicht nur für alle anderen existiert, sondern auch für mich. Es *ist* ich!«

Weil es beinahe Zeit für die nächste Session in der Meditationshalle ist, bitte ich die Teilnehmerinnen, ihren Hungerpegel zu prüfen, das heißt, auf einer Skala von eins bis zehn einzuschätzen, ob sie Hunger haben (eins) oder schon völlig gesättigt sind (zehn), und entsprechend zu essen. »Wir treffen uns in einer halben Stunde in der Meditationshalle«, sage ich und erhebe mich von meinem Stuhl.

Als ich schon an der Tür bin, nimmt eine Frau namens Marie meine Hand und sagt: »Ich muss der Gruppe nur kurz etwas mitteilen. Geht das?«

Ich nicke und wappne mich gegen das, was jetzt kommen mag. Marie ist seit Beginn des Retreats skeptisch. Während der Sitzungen starrte sie mich mit vor der Brust gekreuzten Armen an, als wolle sie sagen: »Na, dann zeig mal, was du drauf hast, Schätzchen. Beweis mir, dass all das Essen auch nur irgendeinen anderen Sinn hat, als mein hungriges Maul zu stopfen.« Nach jedem meiner Vorträge forderte sie mich zur Diskussion heraus, bot mir Paroli; am Vortag eröffnete sie mir, sie bereue es, überhaupt gekommen zu sein. »Das ist alles nur NoSEBeGeZuW«, sagte sie. »Ich hab die Nase voll. Ich will einfach nur das verdammte Gewicht loswerden, sonst nichts.«

»Was ist NoSEBeGeZuW?«, fragte ich sie.

»Noch so eine beschissene Gelegenheit zum Wachstum«, erwiderte sie.

Ich musste so lachen, dass mir die Tränen kamen. »Tut mir leid, dass ich lache«, erklärte ich. »Aber offenbar haben NoSEBeGeZuWs einen schlechten Ruf. Vielleicht wirst du ja feststellen, dass dieses Retreat dich auf eine Weise öffnet, die du nie für möglich gehalten hättest.«

»Glaub ich nicht«, erklärte sie und stapfte davon, und der Pferdeschwanz, zu dem sie ihr rotes Lockenhaar gebunden hatte, wippte im Davongehen auf und ab.

Jetzt, im Essraum, sagt Marie: »Mir ist gerade aufgegangen, dass all unsere Glaubenssätze über das Leben genau hier konzentriert sind. Die ganze Welt findet sich auf diesen Tellern wieder.«

»Amen, Schwester«, sage ich. Bevor ich durch die Tür gehe, beuge ich mich zu Marie und sage ihr leise ins Ohr: »Verstehen wir es mal als NoSEBeGeZuW.«

Auf meinem Weg in die Meditationshalle wird mir wieder einmal bewusst, dass das komplette Retreat im Essraum stattfinden könnte und unsere Einstellung zum Essen unsere gesamten Überzeugungen spiegelt. Sobald uns unser Verhältnis zum Essen bewusst wird, werden uns die Gefühle bewusst. Sobald uns die Gefühle bewusst werden, werden uns unvermeidlich die Gewalt und der Schmerz bewusst, die wir uns selbst zufügen und die bei jedem Zwangsverhalten im Spiel sind. Im Anschluss an dieses Eingeständnis entsteht dann die Bereitschaft, sich mit dem Schmerz auseinanderzusetzen und ihn aufzulösen, statt sein Gefangener zu bleiben. Es ist paradox, aber wenn wir den Schmerz voll und ganz zulassen, verflüchtigt er sich. Wir nehmen ab, mühelos und wie von selbst. Und ohne den Schmerz, den wir uns selbst zufügen, und die Geschichten über das, was an uns nicht stimmt, bleibt das übrig, was da war, bevor diese Geschichten entstanden: unsere Verbindung zum eigentlichen Sinn unseres Lebens und zu dem, was uns heilig ist.

1978 leitete ich meine erste Gruppe für zwanghafte Esserinnen; beim ersten Treffen hatte ich fünfzig Pfund zu viel und wegen eines Missverständnisses mit einem befreundeten Friseur, der mir eine Dauerwelle verpasst hatte, Lockenwickler im Haar.

Etliche Monate zuvor, als ich binnen zwei Monaten achtzig Pfund zugenommen hatte und kurz davor war, mich deswegen umzubringen, hatte ich den radikalen Entschluss gefasst, mit den Diäten aufzuhören und das zu essen, wonach mein Körper verlangte. Seit der Pubertät hatte ich über tausend Pfund zu- und wieder abgenommen, zu- und wieder abgenommen. Ich war vier Jahre lang von Amphetaminen und zwei Jahre lang von Abführmitteln abhängig gewesen. Ich hatte gekotzt, mir den Finger in den Hals gesteckt, gefastet und jede erdenkliche Diät ausprobiert, von der Nur-Nüsse-und-Trauben- über die Einen-Becher-Vanilleeis-mit-Schokosauce-und-Sahne-am-Tag- bis zu den Atkins-, Stillman- und Weight-Watchers-Diäten. Ich war magersüchtig – zwei Jahre lang wog ich nur vierzig Kilo – und ziemlich übergewichtig gewesen. Meist allerdings übergewichtig. Mein Kleiderschrank war vollgestopft mit acht verschiedenen Hosen-, Kleider- und Blusengrößen. Wahnsinnig vor Selbsthass und Scham schwankte ich zwischen dem Wunsch, mich selbst zu zerstören, und dem Wunsch, mit der nächstbesten Methode, die eine Gewichtsabnahme von dreißig Pfund in dreißig Tagen versprach, wieder einen annehmbaren Menschen aus mir zu machen.

Bis zu dieser ersten Ein-Dollar-pro-Sitzung-Gruppe hatte ich ein paar Monate gegessen, wonach mein Körper verlangte. Ich hatte ein paar Pfund abgenommen – eine große Leistung für eine, die glaubte, sie würde bis zum letzten Atemzug in der Diäthölle schmoren –, und mir dämmerte allmählich, dass meine Beziehung zum Essen jeden anderen Bereich meines Lebens in Mitleidenschaft gezogen hatte.

Die Frauen, die nicht schreiend wegrannten, als sie begriffen, dass die übergewichtige Frau mit den Lockenwicklern im Haar tatsächlich die Gruppenleiterin war, trafen sich zwei Jahre lang einmal wöchentlich mit mir; wir untersuchten die Rolle, die das Essen in unserem Leben spielte. Bis 1982 mein erstes Buch *Feeding the Hungry Heart* erschien und ich anfing, überall in den USA – Alaska, Minnesota, Florida, New York – Kurse zu geben, arbeitete ich in wöchentlichen Gruppen mit Hunderten weiterer Frauen. Frauen, die schworen, sie müssten Verzehrbares stets im Küchenschrank einschließen und den Schlüssel verstecken, waren plötzlich in der Lage, in Einer-Einheiten zu essen – nur einen Teller voll, nur ein Stück, nur einen Bissen. Frauen, die nie in der Lage gewesen waren abzunehmen, stellten plötzlich fest, dass ihre Kleider zu weit, der Bund zu locker war.

Innerhalb eines Jahres, nachdem ich mit den Diäten aufgehört hatte, erreichte ich mein natürliches Gewicht, das ich nun seit dreißig Jahren halte. Aber mehr als die neue Kleidergröße begeisterte mich die Leichtigkeit des Seins; obwohl ich den Zusammenhang zwischen dem Vertrauen, das ich jetzt in Bezug auf das Essen hatte, und meinem Vertrauen in weniger greifbare Sehnsüchte (nach Ruhe, Kontakt, Sinnhaftigkeit) noch nicht ganz verstand, wurde die Beziehung zum Essen für mich zu der Brille, durch die ich fast alles zu sehen begann.

Der Zenmeister Shunryu Suzuki Roshi sagte, Erleuchtung bestehe darin, eine Sache bis zum Ende zu verfolgen, und ich begann schnell zu ahnen, dass ich alles, was ich über die Liebe, das Leben und Sterben glaubte, in dem Augenblick finden würde, in dem ich den Impuls zu essen, obwohl ich keinen Hunger hatte, bis zu seinem innersten Kern zurückverfolgt hatte. Und das – nämlich der Beziehung zum Essen bis zum Letzten auf den Grund gehen – beschreibt ziemlich gut, was ich in den vergangenen zweiunddreißig Jahren gemacht habe.

Als ich im Mai 1999 mein erstes sechstägiges Retreat anbot, war dies als einmalige Veranstaltung geplant. Ich wollte die zwei Leidenschaften meines Lebens zusammenführen: meine Arbeit auf dem Gebiet des Essens und meine jahrelange spirituelle Suche und Meditationspraxis. Ich meditierte seit 1974, hatte in Ashrams und Klöstern gelebt und beschäftigte mich seit Längerem eingehend mit einer nicht konfessionsgebundenen Lehre namens Diamond Approach, bei der die Psychologie als Brücke zur Spiritualität dient. Ich zuckte immer noch zusammen, wenn ich das Wort

Gott hörte, und das Wort *spirituell* beschwor eine Vision von Frömmigkeit und Entsagung herauf, die gelinde gesagt nicht recht zu meiner umfangreichen Sammlung von Noppenpullis und honiggelben Stiefeln passen wollte. Ich hatte immer noch rund ein Dutzend neurotischer Anwandlungen am Tag, aber es gab auch mehr zufriedene und von einem Gefühl der Freiheit bestimmte Momente, als ich es mir, einem früher einmal sehr dicken Mädchen aus Queens, je zugetraut hätte. Ich wollte, dass jeder erfuhr, was ich inzwischen wusste, dass jeder bekam, was ich jetzt hatte.

Trotzdem war das, was passierte, für mich überwältigend.

Es waren nicht die Geschichten, die ich über Fressattacken, Diäten oder das Fasten hörte; es waren nicht die Erzählungen über körperliche und seelische Misshandlungen und Traumata – die meisten davon hatte ich schon einmal gehört. Nein, mich schockierte, dass ich das zwanghafte Essen, mit dem ich mich nun schon jahrelang beschäftigte, als seelisches und körperliches Problem behandelt hatte, und obwohl es beides war, erkannte ich plötzlich, dass es zudem die Tür zu einem hell leuchtenden inneren Universum darstellte.

Nach dem ersten Retreat wollten die Teilnehmerinnen wiederkommen; sie wollten das Ganze wiederholen. Das erinnerte mich an den Nachmittag, an dem ich in Antigua eine vollständige Sonnenfinsternis erlebt hatte. Mein Mann und ich standen mit Unmengen weiterer Menschen am Meer und hatten dunkle Plastikbrillen auf, um unsere Augen vor der Sonne zu schützen. Wir sahen zu, wie sich der Mond vor die Sonne schob und sie schließlich komplett verdeckte. Sprachlos standen wir in magischem Dunkel. Als langsam das Licht zurückkehrte, rief jemand dem Mond zu: »Zugabe! Noch einmal bitte!«

Weil wir gegenüber dem Mond einen Vorteil hatten – wir *konnten* es wiederholen –, taten wir es. Und tun es bis heute.

Durch die Retreats habe ich gelernt, dass jeder von uns eine Grundeinstellung zur Welt und zu Gott hat, die wir im Alltag über unsere Beziehung zu unseren Familien, unseren Freunden und unserem Essen nach außen sichtbar machen. Es ist egal, ob wir an einen Gott, viele Götter oder an gar keinen Gott glauben. Jeder Mensch, der atmet, denkt und empfindet, hat eine Meinung zum Thema Gott. Und weil die mütterliche Zuwendung in uns bereits in der präverbalen Phase ein erstes, maßgebendes Bild von einem Dasein prägt, in dem wir uns willkommen oder abgelehnt, geliebt oder verlassen fühlen, haben viele von uns die Beziehung zu ihrer Mutter mit ihren Vorstellungen über Gott verschmolzen.

Inwieweit wir uns dieser frühen Erfahrungen bewusst sind oder an die in der präverbalen Phase entstandenen Urmuster glauben oder nicht, ändert nichts an der Wahrheit: Unser Alltag, vom Banalsten bis zum Erhabensten, von unseren Reaktionen im Straßenverkehr bis zu unseren Reaktionen auf den Tod eines geliebten Menschen, ist Ausdruck unserer innersten Überzeugungen – ist das, was wir von innen nach außen mitteilen.

Wenn Sie herausfinden wollen, was Sie im Innersten glauben, dann achten Sie auf das, was Sie tun – und auf das, was Sie tun, wenn die Dinge nicht so laufen, wie Sie es gerne hätten. Registrieren Sie, was für Sie wertvoll ist. Achten Sie darauf, wie und womit Sie Ihre Zeit verbringen. Wie und für was Sie Ihr Geld ausgeben. Und achten Sie darauf, wie Sie essen.

Sie werden schnell dahinterkommen, ob Sie glauben, die Welt sei ein feindlicher Ort und Sie müssten Ihre unmittelbare Umgebung stets unter Kontrolle haben, damit alles glatt läuft. Sie werden herausfinden, ob Sie glauben, es sei nicht genug für alle da und Sie müssten mehr nehmen, als Sie brauchen, um überleben zu können. Sie werden merken, ob Sie glauben, Stille sei unerträglich und Alleinsein bedeute Einsamkeit. Ob das Zulassen Ihrer

Gefühle bedeutet, dass Sie zerstört werden. Ob Verletzlichkeit etwas für überempfindliche Mimosen ist oder das Offensein für die Liebe ein Kardinalfehler. Und Sie werden dahinterkommen, wie Sie das Essen einsetzen, um jede einzelne dieser Grundüberzeugungen zum Ausdruck zu bringen.

Die Retreats finden nun zweimal jährlich statt, und etliche Teilnehmerinnen der ersten Stunde, die ihr leidvolles Essverhalten inzwischen aufgearbeitet und abgenommen haben, sind weiterhin mit dabei – um, wie sie sagen, nach Hause, zu sich selbst zu finden.

Einleitungen (oder, wie hier, ein Vorwort) sollen normalerweise deutlich machen, für welchen Leserkreis das Buch geschrieben wurde und welche Gründe dafür sprechen, es zu lesen. Ich bin wahrscheinlich nicht ganz die Richtige, um diese Fragen zu beantworten, denn ich habe den Eindruck, dass wir in Bezug auf das Essen wirklich alle irgendeine Marotte haben und demzufolge alle dieses Buch lesen sollten. Dieses Buch sollten alle lesen, die essen, alle, die herausfinden wollen, warum sie nicht aufhören können zu essen, alle, die über das, was sie am dringendsten loswerden wollen (ihre Abhängigkeiten, ihr Unbehagen, ihre nicht hinterfragten Überzeugungen bezüglich der eigenen Begrenzungen) Zugang zu dem zu finden hoffen, von dem sie mehr wollen (einer stabilen Seelenlage, einem Bewusstsein für das Heilige im Alltag sowie körperlichem, geistigem und seelischem Wohlbefinden). Und auch jeder, der schon einmal nach dem Sinn des Lebens gefragt und/oder Gott infrage gestellt oder sich von ihm verlassen gefühlt hat.

Habe ich irgendjemanden vergessen?

Wahrscheinlich, aber wie gesagt: Ich bin in dieser Angelegenheit nicht objektiv, denn ich habe zwei Drittel meines Lebens damit verbracht, über die Macht und die Auswirkungen unserer Beziehung zum Essen zu staunen.

Hier also finden Sie alles, was ich über Essen als Weg zur Befreiung vom Leid herausgefunden habe, über die Entmystifizierung des Abnehmens und die lichtvolle Präsenz, die viele Menschen Gott nennen.

Teil eins

Grundlagen

KAPITEL EINS

Über Gott

Im selben Jahr, in dem ich mich von Gott abwandte, wandte ich mich den Schokocremekugeln zu, genauer den Hostess Sno Balls.

Ich war elf und betete jeden Abend darum, dickes Haar und einen Freund zu haben, vor allem aber darum, meine Eltern möchten aufhören, sich anzuschreien. Nach einem Jahr hatte sich nichts geändert.

Ich hatte durch zwei Quellen von Gott erfahren: durch den Film *Die Zehn Gebote* mit Charlton Heston und durch meine Freundin Janey Delahunty, die im Sozialkundeunterricht Briefe an ihn schrieb. Nachdem ich gesehen hatte, was Gott mit den bösen Ägyptern machte, war ich mir sicher, dass er meinen Eltern ein oder zwei Lektionen zum Thema Familienfrieden erteilen könnte. Und als Janey einen Gott beschrieb, der ihre Briefe las und ihre Gebete beantwortete, begann auch ich zu beten, aber zum Schreiben konnte ich mich nicht durchringen. Jahre später schrieb ein Kind in *Kinderbriefe an den lieben Gott* sinngemäß Folgendes: »Lieber Gott, ich hab meine Familie ganz doll lieb, aber ich frage mich, ob du eine andere ausprobiert hast, bevor du mich zu ihr geschickt hast.«

Beten war nicht mein Ding. Es war nicht mein Ding, niederzuknien und ins Leere hineinzusprechen; es glich zu sehr dem Betteln um eine Liebe, die mir, wie ich schon wusste, nicht zuteil werden würde. Als meine Gebete nicht erhört wurden, schämte ich mich dafür, geglaubt zu haben, ich könne errettet werden; ich beschloss, dass Gott wohl in meinen Zellen etwas sah, was nicht erlöst werden konnte – und dass ich daher auf mich allein gestellt war.

Mit elf fühlte ich mich einfach nur schrecklich, als sei der Platz, den ich an unserem roten Resopaltisch beanspruchte, der Grund für den Hass und die heftigen Streitereien zwischen meinen Eltern. Sie warfen mit Gegenständen um sich, verließen das Haus, blieben stunden- oder tagelang fort. Meine Mutter sah aus wie eine blonde Ausgabe von Sophia Loren, mein Bruder schien geradewegs der Sitcom *Erwachsen müsste man sein* entstiegen, aber ich hatte ein Mondgesicht, strähniges Haar und Knöchel so dick wie ein Elefant. Noch nicht einmal Robert Grady, der nach ungewaschenen Socken roch, forderte mich bei der Schuljahresabschlussparty zum Tanzen auf.

An diesem Punkt kam das Essen ins Spiel.

Insbesondere der Anblick eines Hostess Sno Ball verwandelte die Welt in eine Orgie aus Farben. Außen das schaumige, makellose Rund kokosraspelbestreuter Marshmallows. Die Verheißung der Schokoladenschicht darunter. Und dann, ja dann, die wolkigweiße Cremefüllung im Innern. Für die Zeitspanne, in der ich vier oder sechs Sno Balls aß, hatte ich lockiges Haar, Beine so lang wie die von Madi Isaac, und meine Eltern himmelten sich bei Picknicks am Lake George an, wo wir krustenlose Sandwiches mit Eiersalat aßen. Ich wandte mich aus den gleichen Gründen dem Essen zu, aus denen sich andere Leute Gott zuwandten: Es war mein Seufzer der Ekstase, mein Weg zum Himmel, mein konkreter Beweis dafür, dass es möglich war, dem Leid des Alltags zu entfliehen.

Dann war alles weg.

Die Zellophanverpackungen waren leer, die Kokosraspel klebten mir zwischen den Zähnen, und ich redete mir ein, ich hätte deshalb keine Eltern, die öffentlich Händchen hielten, weil ich so dick war. Also fing ich im selben Jahr, in dem meine Fressanfälle ihren Anfang nahmen, auch mit den Diäten an. Mich besinnungslos vollzustopfen befreite mich von dem unermüdlichen Bemühen, eine andere zu sein.

Fast zwanzig Jahre lang fand der Weltschmerz, der so viele Ursachen hatte – die Ehe meiner Eltern, der Tod meines ersten Freundes Sheldon, mein fettes Mondgesicht –, seinen Ausdruck in meinem Verhältnis zum Essen. Das Überfressen war meine Methode, mich zu bestrafen und mich schämen zu müssen; jedes Mal wenn ich zunahm, jedes Mal wenn ich eine Diät nicht durchhielt, bestätigte ich mir, dass meine geheimsten Befürchtungen berechtigt waren: dass ich eine armselige, zum Untergang verdammte Kreatur war und es nicht verdiente zu leben. Ich hätte diese Verzweiflung durch Drogen, Ladendiebstähle oder Alkohol nach außen tragen können; ich entschied mich für Schokolade.

Diäthalten war wie Beten. Es war ein klagender Aufschrei an jeden, der es hören wollte: *Ich weiß, dass ich fett bin. Ich weiß, dass ich hässlich bin. Ich weiß, dass ich undiszipliniert bin, aber seht mal, wie hart ich mich anstrenge. Seht mal, wie rigoros ich mich einschränke, mich kasteie, mich bestrafe. Für Leute, die wissen, wie schrecklich sie sind, ist ganz gewiss eine Belohnung vorgesehen!*

Und weil Diäten und Fressanfälle das wichtigste Ventil für meine Verzweiflung waren, waren die Folgen, wenn ich weder Diät hielt noch das Essen in mich hineinschaufelte, überwältigend. Wenn ich beschloss, eine Diät abzubrechen, war das wie Ketzerei, so als bräche ich ein Gelübde, das unter keinen Umständen gebrochen werden durfte. Es war, als würde ich sagen: »Du hast dich geirrt, lieber Gott. Du hast dich geirrt, Mama. Ich bin es doch wert, errettet zu werden.« Und irgendwie kam durch die Entscheidung, mich aus diesem Spiel zu befreien und nicht länger an meine eigene Schlechtigkeit zu glauben, etwas zum Vorschein, was ich nie als zu mir gehörig bezeichnet hätte: das Gefühl, schön und liebenswert zu sein, und das klare Wissen, dass ich hierhergehörte.

Ich hatte keinen Namen für dieses Gefühl der Seligkeit. Ich glaubte nicht an Gott oder mystische Erfahrungen, aber es ließ sich nicht leugnen, dass ich unmittelbar mit einem namenlosen Etwas in Berührung kam, das größer war als mein Verstand, meine Kindheit, meine Geschichten über Richtig und Falsch. Auch jetzt noch kann ich es nur so erklären, dass mein Seelenschmerz einen kritischen Grad der Verzweiflung erreichte: Entweder ich würde mich umbringen, oder es würde sich mir eine völlig andere Lebensweise offenbaren. Und obwohl mir bewusst ist, dass menschliches Leid nicht immer zu einer Offenbarung führt, war es bei mir aus irgendeinem Grunde der Fall.

Nach diesem ersten Aha-Erlebnis bedurfte es noch vieler Jahre, in denen ich meine alten Überzeugungen hinterfragte und auf spirituelle und wissenschaftliche Entdeckungsreise ging, bevor ich ein tieferes Verständnis entwickelte für jene Präsenz, die die meisten Menschen Gott nennen; doch die Tür dazu hatte meine leidvolle Beziehung zum Essen aufgestoßen.

Ich glaube nicht an einen Gott mit langem weißem Haar und Röntgenblick, der bestimmten Menschen, Ländern und Religionen gewogen ist und anderen nicht. Ich glaube nicht an den Herrn im Himmel, der alles weiß und alle Gebete erhört. Aber ich glaube an eine Welt hinter den sichtbaren Erscheinungen, und daran, dass es sehr vieles gibt, was sich unserem direkten Blick entzieht und was wir nicht sehen, berühren oder verstehen können. Und ich glaube – weil ich es wieder und wieder erlebt habe –, dass die Welt hinter dem äußeren Schein so real ist wie ein Stuhl, ein Hund oder eine Teekanne.

Ich glaube auch an die Liebe. An die Schönheit. Ich glaube, dass es für jeden Mensch etwas gibt, was er schön findet und von Herzen gern hat. Das duftende Haar des eigenen Kindes, die Stille des Waldes, das unbeholfene Lächeln des Partners. Das eigene Land, die eigene Religion, die eigene Familie. Und ich glaube, dass man eine immaterielle Präsenz gewahrt, wenn man diese Liebe bis zu ihrem Ursprung zurückverfolgt, wenn man mit dem beginnt, was für einen selbst am kostbarsten ist, und seiner Faszination bis zu ihrem eigentlichen Wesenskern nachspürt; in dieser Schneise aus Stille wird das, was man liebt, so deutlich sichtbar werden wie der Mond vor dem wolkenlosen Nachthimmel.

Ich glaube nicht an den Gott, den die meisten Menschen Gott nennen, aber ich weiß, dass die einzig sinnvolle Definition von Gott die ist, die das menschliche Leben und das damit verbundene Leid – also genau das, was wir meinen verbergen oder beheben zu müssen – als Weg begreift, dem Wesen der Liebe auf die Spur zu kommen. Genau deshalb ist unsere Beziehung zum Essen so ein perfekter Ansatzpunkt.

Mir ist klar, dass manche Menschen eine zutiefst erfüllende Beziehung zu Gott haben und andere das Wort *Gott* als brisanten Begriff empfinden, der die Menschheit zu spalten vermag; trotzdem benutze ich hier dieses Wort, weil es die Vorstellung von einer Weite weckt, die wir zwar nicht mit unserem Verstand erfassen, wohl aber in der Stille, in der Poesie oder einfach im achtsamen Wahrnehmen dessen, was immer da ist, *erleben* können.

Und weil es mit dem Verstand nicht nachvollziehbar ist, wenn wir Gott und Essen unmittelbar miteinander in Vergleich setzen – die beiden scheinen so wenig miteinander zu tun zu haben wie

Titancomputer mit roten Pfingstrosen –, können Sie getrost all Ihre bisherigen Glaubensansichten zum Thema Essen und Gott über Bord werfen. Und in dem Nichtwissen, das übrig bleibt, werden Sie möglicherweise das entdecken, was ich unmittelbar erlebt habe: dass sich uns, wenn wir unsere Beziehung zum Essen durchschauen, ein direkter Weg zurück in die Heimat auftut, nachdem wir gleichsam ein Leben lang im Exil gelebt haben. Vielleicht steht Gott seit jeher für ebendiese innere Heimat.

KAPITEL ZWEI

Den Krieg beenden

In meinen Retreats pflege ich den Teilnehmerinnen am ersten Morgen zu erzählen, der größte Segen ihres Lebens sei ihre Beziehung zum Essen. Darauf sehen sie mich fragend an, aber der Gedanke klingt so verlockend, dass sie bereit sind, mich ausreden zu lassen. Ich erkläre ihnen weiter, dass wir nicht ihre Beziehung zum Essen ins Lot bringen werden; vielmehr werden wir über ihr Essproblem hinausgehen und ergründen, was dahintersteckt. Statt das Essen dazu zu benutzen, unangenehmen Gefühlen aus dem Weg zu gehen, werden sie lernen zu akzeptieren, was sie für inakzeptabel hielten.

Sie starren in die Luft. Blicken finster. Tuscheln miteinander.

Warum sollte auch nur irgendeiner, der bei klarem Verstand ist, es als lohnende Aufgabe ansehen, das Inakzeptable zu akzeptieren?

Es fühlt sich an, als könnte jeden Moment ein Tumult ausbrechen.

Weil ich es für angezeigt halte, erzähle ich ihnen jetzt den von Kummer und Kämpfen geprägten, höllischen Part meiner Geschichte. In den letzten Jahrzehnten habe ich festgestellt, dass Geschichten über die persönliche Hölle in angespannten, von feindseliger Stimmung geprägten Situationen viel dazu beitragen können, verhärtete Fronten aufzuweichen. Also beschreibe ich die Jahre, in denen ich insgesamt fünfhundert Kilo zu- und wieder abgenommen habe, in denen ich mich selbst angewidert habe und suizidgefährdet war. Dann spreche ich über den Entschluss, keine weiteren Diäten mehr zu machen und zu essen, wonach mir gerade der Sinn steht.

Ich habe diese Geschichte inzwischen mehr Jahre erzählt, als sie gedauert hat, aber erst vor Kurzem ist mir klar geworden, dass das Radikale an ihr nicht der Verzicht auf die Diäten ist, sondern der Verzicht darauf, meine Mängel beheben zu wollen. Ich habe aufgehört, mit mir zu kämpfen und mich selbst, meine Mutter oder meinen neuen Freund für mein Gewicht verantwortlich zu machen. Und weil die Diäten mein offenkundigster Versuch waren, meine Mängel zu beheben, habe ich auch damit aufgehört. Es war mir jetzt gleichgültig, dass mir Mitte November nur noch ein einziges Sommerkleid passte, weil ich so zugenommen hatte; ich war in meinem ewigen Strampeln und Ringen bis an meine Grenzen gegangen und begriff, dass ich nur zwei Alternativen hatte: mit den Diäten aufhören oder mich umbringen.

Für die meisten meiner Retreat-Teilnehmerinnen ist eine Welt ohne Diäten oder das Bestreben, ihren Oberschenkelumfang zu korrigieren, undenkbar. Sie können sich eher vorstellen, dass Menschen von den Toten zurückkehren oder Brad Pitt ihnen einen Heiratsantrag macht, als dass sie den Krieg gegen ihren Körper beenden. Ganze Freundschaften gründen sich darauf, dass man einander wegen der zehn Kilo bedauert, die man abnehmen muss, wegen der Jeans, die zu eng geworden sind, oder dass man die neuesten Erfolgsdiäten erörtert. Diese Frauen passen sich den anderen an, indem sie sich hassen. Indem sie sich nach Kräften bemühen, diese letzten zwanzig, fünfzig, achtzig Pfund abzunehmen – und es doch nie schaffen. Dass sie es nie schaffen, ist notwendig, wenn sie weiter dazugehören wollen. Der ständige Kampf mit dem Essen und der Konfektionsgröße ist wichtig, wenn sie geliebt werden wollen. Wie Sisyphos wuchten sie einen Felsblock den Berg hinauf, der kurz vor dem Ziel immer wieder nach unten rollt und nie oben ankommt.

Das Tolle an der Sisyphos-Rolle ist, dass Sie sich damit stets eine persönliche Aufgabe zurechtzimmern. Sie haben immer etwas zu tun. Solange Sie sich anstrengen, sich ins Zeug legen und alles daransetzen, etwas zu erreichen, was unerreichbar ist, wissen Sie, wer Sie sind: jemand mit einem Gewichtsproblem, der daran arbeitet, schlank zu werden. Sie brauchen sich nicht allein oder hilflos zu fühlen, denn Sie haben stets ein Ziel – das Sie wie gesagt nie erreichen können.

In einer Studie der University of California in Los Angeles vom April 2007, in der es um die Wirksamkeit von Diäten ging, fanden die Forscher heraus, dass eine Gewichtsabnahme oder eine Diät in dem Jahr vor Beginn der Studie zu den zuverlässigsten Vorboten für eine Gewichtszunahme gehört. Von den Probanden, die weniger als zwei Jahre begleitet wurden, nahmen 83 Prozent mehr zu, als sie abgenommen hatten. Eine andere Studie ergab, dass Personen, die eine Diät machten, *schlechter* abschnitten als Personen, die keine machten.

Misserfolge sind beim Kampf ums Gewicht vorprogrammiert. Sie können bei diesem Spiel eigentlich nur verlieren.

Ich lese meinen Retreat-Teilnehmerinnen diese Studien vor. Ich sage: »Wenn du krank wärest und der Arzt dir eine Therapie vorschlagen würde, nach der es dir SCHLECHTER geht, würdest du die dann machen?« Ich erwarte, dass sie erwidern: »Natürlich nicht.« Ich erwarte, dass sie erkennen, dass eine Diätindustrie mit einem Jahresumsatz von sechzig Milliarden Dollar sie einer Gehirnwäsche unterzogen hat.

Stattdessen antwortet mindestens eine Teilnehmerin: »Ich bin gedanklich aus deiner Geschichte ausgestiegen, als du zu dem Kapitel mit dem Sommerkleid Mitte November gekommen bist.« Eine andere Teilnehmerin nickt. Generell herrscht das Gefühl vor, dass sie lieber blind oder gelähmt wären, als Mitte November ein Sommerkleid mit elastischem Bund zu tragen. Wenn ein regelrechter Krieg gegen die eigene Person notwendig ist, um nicht dick zu sein, wenn sie weiter sich selbst, ihre Mütter und Partner für ihre Beziehung zum Essen verantwortlich machen müssen, wenn mit jedem Diätabbruch ihr Selbstwertgefühl noch ein Stück weiter zerrüttet wird, gut, dann ist das eben so. Kollateralschäden gibt es in jedem Krieg.

In den ersten Tagen eines Retreats sind die Teilnehmerinnen überzeugt, dass ich die Antworten auf ihre offenen Lebensfragen habe. Sie glauben ernsthaft, dass es etwas gibt, was ihr Gewichtsproblem und dadurch auch das Problem, das sie nicht in Worte fassen können, aus der Welt schafft: wie es sich anfühlt, man selbst zu sein; genau dieses Leben zu haben, diese Familie, diese Überzeugungen. Wie es ist, Diabetes mellitus Typ 1 oder eine Freundin zu haben, bei der gerade Brustkrebs diagnostiziert wurde. Vom Verstand her wissen sie, dass der Brustkrebs der Freundin nicht verschwinden wird, wenn sie selbst abnehmen, aber die Aussicht, ein paar Pfunde zu verlieren, katapultiert sie auf einen magischen Flecken Erde, von dem aus sie alles andere in den Griff bekommen werden.

Eine Frau erzählte mir, nicht das Abnehmen sei für sie das Ziel, sondern das Gefühl, schlank und fit zu sein und keine überflüssigen Pfunde mit sich herumzuschleppen. Dann bemerkte sie gleichsam nebenbei, dass vor ein paar Jahren die Liebe ihres Lebens gestorben sei, und der nächste Mann, mit dem sie eine Beziehung gehabt habe, sei vor drei Wochen einem Herzinfarkt erlegen. »Aber vor allem«, sagte sie, »will ich fit und schlank sein, das ist mir am wichtigsten. Ja, das ist wirklich absolut wichtig für mich.«

Als ich sie fragte, wie sie es gefühlsmäßig verkrafte, binnen weniger Jahre zwei geliebte Menschen zu verlieren, erklärte sie völlig nüchtern: »Ich bin am Schluss immer allein. Ich werde immer verlassen.«

»Immer?«, fragte ich.

»Ja«, sagte sie, »immer.«

Als ich nachhakte, warum sie davon überzeugt sei, dass sie am Ende »immer« allein dastünde, und sie genauer zu ihrem Verlassenheitsgefühl befragte, sagte sie: »Ich kann diese Gefühle nicht zulassen. Dann würde ich den Boden unter den Füßen verlieren, es würde mich zerreißen. Ich muss mich darauf konzentrieren, fit und schlank zu sein. Dann bin ich auch in der Lage, mit dem Rest klarzukommen.«

In ihrer Vorstellung bedeutete Schlanksein, dass sie stark genug war, mit den chaotischen Gefühlen fertig zu werden, die sie augenblicklich aus Angst wegsperrte. Mit ihrem gebrochenen Herzen. Mit dem Verlust. Der Einsamkeit.

Wenn erst einmal mein Körper in Form ist – was er nie gewesen ist und wahrscheinlich nie sein wird –, dann werde ich in der Lage sein, die Gefühle zuzulassen, die ich jetzt unterdrücken muss.

Wenn ich meine Schwachstellen so weit beseitige, dass ich nicht mehr ich selbst bin, dann wird alles gut. Dann werde ich mit meinen Gefühlen zurechtkommen.

Eine Teilnehmerin sagte: »Wenn ich nicht mehr versuchen würde, schlank zu sein, würde ich entweder so viel essen, dass ich im Flugzeug zwei Sitzplätze brauche, oder mich so verloren fühlen, dass ich zu einer Obdachlosen würde, die auf der Kirchentreppe schläft.«

Und obwohl für mich – aufgrund tausendfacher Erfahrung – außer Zweifel steht, dass wir abnehmen, wenn wir in unserer Beziehung zum Essen ein verkleinertes Abbild unserer gefühlsmäßigen Einstellung zum Leben an sich erkennen, sträuben sich die meisten dagegen, mit den Diäten aufzuhören und den Krieg zu beenden.

Wie ist meine Einstellung zum Essen

Courtney E. Martin schreibt in *The Christian Scientist Monitor*: »Sehr viele perfekte junge Frauen sind ganz ohne institutionalisierte Religion groß geworden, und die meisten anderen kennen ›Spiritualität‹ nur aus den Gottesdiensten, zu denen sie eine Großmutter mit toupiertem Haar in den Ferien mitschleppte. Wenn Sie die fehlende spirituelle Suche und die übertriebene Förderung des Ehrgeizes zusammennehmen, haben Sie eine Generation gottloser junger Frauen, die weitgehend ohne ein elementares Gefühl für das Göttliche aufgewachsen sind. Tatsächlich ist unser Wert in der Welt seit jeher an unser Aussehen geknüpft und nicht an das erstaunliche Wunder, dass wir überhaupt existieren.«

Frauen wenden sich dem Essen zu, obwohl sie keinen Hunger haben, weil da ein *Hunger ist* auf etwas, was sie nicht benennen können: auf eine Verbundenheit mit dem, was über die Alltagssorgen hinausgeht. Auf etwas, was nicht stirbt, was heilig ist. Aber wenn wir den Hunger nach Verbundenheit mit dem Göttlichen durch Prinzenrolle-Kekse zu stillen versuchen, ist das, als würden wir jemandem, der vor Durst stirbt, ein Glas Sand in die Hand drücken. Es macht noch durstiger, erzeugt noch größere Panik. Kombinieren Sie die völlige Ineffizienz von Diäten mit dem Mangel an spiritueller Verankerung, und Sie haben Generationen von zornigen, essgierigen Frauen, die sich selbst hassen. Wir sind so davon besessen, unsere Besessenheit loszuwerden, unseren Schmerz zu vergessen und seine Botschaft zu ignorieren, dass wir den Kontakt zu den Seiten unserer selbst verlieren, die unter und hinter dem Schmerz auf uns warten. Aber uns selbst zu einer perfekten Person zu machen ist nicht dasselbe wie wir selbst zu sein. Das wahre Wachstumspotenzial, das mit dem zwanghaften Essen verbunden ist, liegt in der unbeschreiblichen Stille, der unleugbaren Ganzheit, die wir finden, wenn wir uns seinen Wurzeln zuwenden.

Wie die gesamte, vom Diätwahn besessene Gesellschaft, in der wir leben, sträuben sich auch meine Retreat-Teilnehmerinnen dagegen, die verzweifelten Versuche aufzugeben, zu einem anderen Menschen zu werden. Sie wissen, dass in ihrem Leben irgendetwas nicht so recht stimmt, und weil sie nicht ihr Idealgewicht haben, meinen sie, das Essen sei das Problem und mit einer Diät lasse sich dieses regeln. Wenn ich andeute, dass sie versuchen, etwas ins Lot zu bringen, was niemals aus dem Lot war, läuft eine Woge der Angst durch die Reihen.

Sie fragen: »Wie kannst du behaupten, es sei alles im Lot, wenn mir kein einziges Kleidungsstück mehr passt? Wenn mein Mann mich nicht mehr anrührt, weil ich zu fett bin? Wenn ich beim Treppensteigen völlig außer Atem gerate? Begreifst du nicht, dass da irgendetwas ganz und gar nicht stimmt?«

Ich sage dann: »Ja, irgendetwas stimmt nicht, aber das kommt nicht dadurch in Ordnung, dass du abnimmst.« (Weil die meisten von ihnen schon mindestens einmal, zweimal oder Dutzende Male schlank gewesen sind, wissen sie das, vergessen es aber immer wieder.) »Die ständigen Versuche, schlank zu sein, bringen dich immer weiter weg von dem, was dein Leid wirklich beenden könnte: dem Kontakt zu dem, was du wirklich bist. Deinem wahren Wesen. Deinem innersten Kern.«

Arme werden verschränkt, Kiefer fest aufeinandergepresst. Alles Ätherische – der innerste Kern, das wahre Wesen, soweit sie denn existieren – kann warten, bis sie schlank sind.

Ich sage: »Könnt ihr euch an eine Zeit erinnern, vielleicht in eurer frühesten Kindheit, als das Leben so, wie es war – die bloße Tatsache, dass es früh am Morgen oder spät am Tag im Sommer war –, genug war? Eine Zeit, in der ihr genug wart – nicht aufgrund eures Aussehens oder aufgrund dessen, was ihr gemacht habt, sondern einfach, weil alles so war, wie es war. Es gab nichts, was nicht in Ordnung war. Wenn ihr traurig wart, habt ihr geweint, und dann war es wieder gut. Ihr habt wieder zu einer positiven Grundstimmung zurückgefunden, zu dem Gefühl, ihr seid okay so, wie ihr seid, einfach weil ihr lebendig wart. Was wäre, wenn ihr jetzt so leben könntet? Und was wäre, wenn eure Beziehung zum Essen die Tür dazu wäre?«

In seinem Roman *Der englische Patient* schreibt Michael Ondaatje: »In der Wüste kann ein Mensch das Abwesende in der hohlen Hand halten und wissen, dass es etwas ist, was ihn wirksamer nährt als Wasser. Es gibt [in der Wüste] eine Pflanze – wenn man deren Herz herausschneidet, wird es durch eine Flüssigkeit ersetzt, die eine labende pflanzliche Substanz enthält. Man kann jeden Morgen die Menge Flüssigkeit trinken, die sich anstelle des fehlenden Herzens gebildet hat.«

Zwanghaftes Essen ist ein Versuch, den Mangel (an Liebe, Trost, dem Wissen, was zu tun ist) aus dem Bewusstsein zu verbannen, wenn Momente, Gefühle, Situationen uns so öd wie die Wüste erscheinen. Wenn wir uns gegen die Leere wehren, uns von unseren Gefühlen abwenden, wieder und wieder versuchen, die gleichen zwanzig, fünfzig, achtzig Pfund loszuwerden, dann verschließen wir die Augen vor dem, was uns letztendlich verwandeln könnte. Aber wenn wir uns öffnen für das, was wir mehr als alles andere wegzuschieben versuchen, erwecken wir etwas in uns zum Leben, was weder irgendeiner Geschichte über uns entspricht noch einem alten Bild von uns, über das wir unlösbar an die Vergangenheit gekettet sind. Wir wecken das Göttliche in uns. Und indem wir das tun, können wir die Leere, die alten Verletzungen, die Angst in unserer hohlen Hand halten und unser abhandengekommenes Herz mit all seinen Regungen betrachten.

KAPITEL DREI

Unterschätzen Sie nie Ihre Tendenz zu flüchten

Im Frühjahr 1982 stand ich an einem Münztelefon und versuchte verzweifelt, einen Hubschrauber zu chartern; ich wollte dringend dem zehntägigen buddhistischen Schweige-Retreat entfliehen, in dem ich seit exakt fünfzehn Stunden war. Ein paar Jahre zuvor war ich aus Indien zurückgekehrt und suchte nun nach einem spirituellen Weg, der ohne einen kraushaarigen Mann auskam, der Betelnüsse kaute und sich eine Inkarnation Gottes nannte. Kate, meine Therapeutin, hatte mich gedrängt, mich zu dem Retreat anzumelden, hatte jedoch vergessen zu erwähnen, dass ich dort fünfzehn Stunden am Tag würde meditieren müssen – und ich hatte vergessen, sie danach zu fragen. Kate hatte es auch versäumt mir zu sagen, dass ich die ganze Zeit über weder reden noch mit irgendjemandem Blickkontakt würde herstellen dürfen.

Der Mann am anderen Ende der Leitung wollte wissen, wo ich sei.

»Mitten in der Wüste«, erwiderte ich. »Joshua-Tree-Nationalpark.«

»Da gibt es keine Hubschrauberstützpunkte, gnädige Frau, und selbst wenn es welche gäbe, würde es Sie eine Stange Geld kosten. Ein paar Tausend Dollar.«

Es war der zweite Tag des Retreats, und ich war dem Wahnsinn nahe. Am Abend zuvor hatte ich in der schockierend stillen Meditationshalle bildlich vor mir gesehen, wie ich aufstand und »Du Vollidiot! Du dämlicher Vollidiot!« schrie, als litte ich unter dem Tourette-Syndrom. Ich musste da weg, so viel war klar.

Ich überlegte, ob es andere Möglichkeiten gab, als einen Hubschrauber zu chartern – trampen, jemanden anbetteln, zu Fuß gehen. Keine war realisierbar. Von den hundertfünfzig Retreat-Teilnehmern, die in einem Zustand meditativer Entrückung über das Gelände geisterten und, wie ich inzwischen überzeugt war, einer Sekte buddhistischer Zombies angehörten, kannte ich niemanden. Mein Schlafsaal, in dem fünfzehn Frauen sich eine Toilette teilten, war überfüllt und stickig, und obwohl Gewaltlosigkeit hier oberstes Gebot war, stand ich kurz davor, der Schnarcherin auf der Pritsche neben mir eine gehörige Abreibung zu verpassen. Zum Beispiel ihr mit einem großen Kaktus eins überzuziehen.

Die Aussicht, zehn Tage lang unausweichlich auf meine eigenen Gedanken zurückgeworfen zu sein, löste in mir das Gefühl aus, mit einer Verrückten in eine Gummizelle gesperrt zu sein und keinerlei Fluchtmöglichkeit zu haben.

»Zweitausendfünfhundert Dollar«, nuschelte der Typ von der Hubschraubervermietung, und angesichts der sechshundert Dollar im Monat, die ich in einem Bioladen in Santa Cruz mit dem Belegen von Avocado- und Käsesandwiches verdiente, war nicht daran zu denken, dass ich per Flug aus dem Retreat herauskam.

Die buddhistische Lehrerin Pema Chödrön schreibt: »Unterschätzt nie eure Tendenz zu flüchten.«

Ich sage das den Teilnehmerinnen am ersten Abend des Retreats. Sie lachen, sie denken: Was, ich? Ich würde doch nie türmen.

Mein Essproblem macht mich so fertig, dass ich alles – *wirklich alles* – tun werde, um es in den Griff zu bekommen.

Am ersten Abend sind sie zu müde, denn sie sind quer durch das ganze Land oder gar über ein oder zwei Ozeane angereist. Aber schon am zweiten Tag tragen sie sich mit dem Gedanken, nach Hause zu fliegen. Oder sie beschließen, dass sie sich langweilen und hier nichts Neues erfahren. Oft beschließen sie, alles in allem sei es gar nicht so schlecht, die Esserei als Krücke zu benutzen, und fragen sich, ob sie wohl ihr Geld zurückbekommen würden, um es stattdessen in eine Kreuzfahrt zu stecken.

Ich erzähle ihnen die Hubschrauber-Geschichte. Ich erzähle ihnen, dass zwanghaftes Essen ganz sicher eines ist: eine Möglichkeit, uns von uns selbst zu entfernen, wenn das Leben schwierig wird. Wenn wir nicht wahrhaben wollen, was los ist. Zwanghaftes Essen ist eine Taktik, mit der wir auf Abstand gehen zu einer Realität, die nicht so ist, wie wir sie gerne hätten. Ich sage ihnen, dass es bei der Aufgabe zwanghaften Essverhaltens ausschließlich um die Fähigkeit gehe, in der Gegenwart zu bleiben. Darum, dass wir uns nicht von uns selbst entfernen. Ich sage ihnen, dass sie sich nicht zwischen dem Abnehmen und dem Retreat entscheiden müssen. Das Abnehmen ist der leichte Part; sobald sie wirklich darauf hören, ob sie hungrig oder satt sind, nehmen sie ab. Aber ich sage ihnen auch, dass zwanghaftes Essen im Grunde die Weigerung ist, wirklich lebendig zu sein. Egal wie viel wir wiegen – diejenigen von uns, die zwanghafte Esser sind, leiden unter seelischer Magersucht. Wir weigern uns, das aufzunehmen, was uns am Leben erhält. Wir leben im Mangel. Und wenn wir es nicht mehr aushalten, fressen wir uns voll. Wir schaffen das, weil wir hundert Mal am Tag flüchten – uns selbst im Stich lassen.

Aber das hat nichts mit der plötzlichen Erkenntnis zu tun – und der anschließenden Panik –, dass sie eigentlich gar nicht im Zentrum ihres eigenen Lebens sein wollen. Es ist eine Sache zu sagen, dass man das Essen nicht mehr dazu benutzen will, sich selbst zu betäuben. Sich wegen seines Körperumfangs elend zu fühlen. Zu meinen, man würde sich mit doppelten Cheeseburgern und Fritten umbringen. Aber einen Schritt zurückzutreten, sich zu fragen, was wirklich los ist, wenn man essen will, obwohl man keinen Hunger hat, zu beobachten, wie man drei Muffins verputzt, bevor man überhaupt registriert, dass man isst – das geht zu weit. Es ist einfach zu viel, die Unberechenbarkeit und Zerbrechlichkeit dieses Lebens zu akzeptieren. Und deshalb wollen sie in dem Moment, in dem sie etwas Unangenehmes zu spüren, zu ahnen oder zu erkennen beginnen, auf der Stelle auf und davon.

Es gibt viele Wege zu flüchten. Aufstehen und gehen. Einen Hubschrauber chartern. Sich durch tausenderlei Dinge vom eigenen Schmerz ablenken: an etwas anderes denken, der eigenen Mutter die Schuld geben, jemand anderem die Schuld geben, einen Streit vom Zaun brechen, sich mit anderen vergleichen, vom zukünftigen Leben träumen, sich an das vergangene Leben erinnern, sich nie wirklich einlassen.

Essen.

Das Leben mit dem Bemühen zubringen, abzunehmen oder dieses Problem ein für alle Mal zu lösen.

Sich mit dem endlosen Kampf ums Thema Essen abfinden, sodass Sie nie den Sprung ins kalte Wasser machen und den Sinn des Ganzen ergründen müssen. Entdecken müssen, wer Sie sind, wie Ihre Beziehungen ohne die Hysterie ums Essen aussehen könnten.

Zu bleiben, wo Sie gerade sind, bei dem, was Sie gerade fühlen, sehen oder sonstwie wahrnehmen, ist der erste Schritt, um obsessives Essverhalten zu beenden. Und obwohl es so scheint, als würden wir alle nichts lieber wollen, als uns von unserem zwanghaften Verhalten zu befreien, klammern wir uns doch in Wahrheit noch enger daran fest. Und zwar aus sehr guten Gründen.

Wenn Sie vom Essen besessen sind, haben Sie immer etwas anderes zu tun, als Ihr Herz von herzerschütternden Ereignissen erschüttern zu lassen. Etwa wenn Ihre Kinder krank werden oder Sie weiterleben, während Ihr Partner stirbt. Oder wenn Sie mit ansehen müssen, wie Ihre Eltern alt werden, Windeln tragen, den eigenen Namen vergessen. Die Besessenheit ist wie ein Ticket, mit dem Sie einem bestimmten Herzeleid entkommen. Sie verschafft Ihnen gleichsam einen Hubschrauberflug aus der Wüste. Sie erzeugt eine Parallelwelt, ein Hologramm aus Gefühlen, Leidenschaften, atemberaubenden Umschwüngen. Sie vermittelt Ihnen die Illusion, alles zu fühlen, ohne sich irgendeiner möglichen Verletzung aussetzen zu müssen. Im Drama der Besessenheit sind Sie Hauptdarsteller, Nebendarsteller, Regisseur und Produzent zugleich. Andere Menschen, selbst Ihre Kinder, sind nur Statisten. Requisiten aus Pappmaschee. Wenn Sie zum Beispiel halb von Sinnen sind aufgrund einer plötzlichen Heißhungerattacke, sind Sie so darauf fokussiert, etwas zwischen die Kiemen zu bekommen, dass Sie Ihr Kind im Auto zurücklassen und es dort vergessen – was einer meiner Teilnehmerinnen tatsächlich passierte. Ja, die Besessenheit hat etwas Wahnsinniges an sich, aber auch den Vorteil, dass sie den Wahnsinn des Lebens übertönt. Vor allem heute, wo wir kurz davor stehen, uns und unsere Umwelt zu zerstören. Nicht flüchten – wach sein, ohne nach Essen, Alkohol, Arbeit, Sex, Geld, Drogen oder Ruhm süchtig zu sein oder (die Krise, in der wir de facto sind) zu leugnen – das ist ganz schön viel verlangt.

Früher dachte ich (und manchmal passiert mir das auch heute noch), je seltener ich mich bei anderen blicken ließe, desto weniger weh würde es tun, wenn ich alles verlöre. Wenn Menschen stürben, die ich liebe. Wenn alles zusammenbräche. Manchmal bin ich über mich selbst entsetzt. Manchmal wünsche ich, Matt, mein Mann, würde einfach sterben, und ich hätte die Sache hinter mir. Wenn ich völlig regrediere (Ereignisse durch die Augen eines Kindes sehe), lebe ich zwischen der Angst vor dem Verhängnis und dem Wunsch nach ihm, zwischen der Sorge, dass Matt sterben könnte, sobald er einen Fuß nach draußen setzt, und der Überzeugung, dass ich erleichtert wäre, wenn dem so wäre.

Genau dieses Denken führte vor dreißig Jahren zu meinem zwanghaften Essverhalten. Die – wenn auch unbewusste – Überzeugung, ich würde es nicht packen, könnte es nicht ertragen, wäre nicht dickhäutig oder belastbar genug, um das, was mir bevorstand, zu verkraften, sondern würde daran zerbrechen. Womit im Grunde gesagt wird, dass zwanghaftes Verhalten eine Methode darstellt, unser Leben so zu organisieren, dass wir uns mit dem wirklich schwierigen Teil nicht auseinandersetzen müssen – dem Teil, der sich zwischen dem Dasein der Zweijährigen und dem Tod abspielt. Obwohl mir klar ist, dass es nicht nur Schwierigkeiten gibt und manche Leute – Matt und vielleicht ein oder zwei andere Menschen – es nicht so sehen, wären wir zwanghaften Esser nicht vom Essen besessen, wenn wir glauben würden, das Leben wäre auch ohne das erträglich.

Der Haken daran ist, dass nicht das Leben in der Gegenwart unerträglich ist; der Schmerz, dem wir auszuweichen suchen, ist uns schon zugefügt worden. Wir bewegen uns also rückwärts.

Es ist nicht so, dass die Gegenwart keine Schmerzen mit sich bringen würde. Ich erhalte täglich Briefe von Leuten, die froh sind, wenn sie wieder einen Tag überstanden haben. Heute Morgen traf ein Brief von einer Retreat-Teilnehmerin ein, die mir mitteilte, am Donnerstag sei ihre Mutter noch ganz normal, wie immer beim Friseur gewesen, und am Freitag habe sie Wahnvorstellungen gehabt und sei in die Psychiatrie eingewiesen worden. Sie schrieb: »Mein Vater ist völlig fertig. Sie waren sechzig Jahre verheiratet. Und ich habe keine Ahnung, wie ich das überstehen soll.«

Die Antwort auf »Ich habe keine Ahnung, wie ich das überstehen soll« lautet: Du erlaubst dir zu schluchzen, dir die Seele aus dem Leib zu heulen, dich zu fühlen, als würde ein Felsbrocken dein Herz zermalmen. Du setzt dich zu deinem Vater. Du hörst dir seinen Kummer an. Du holst dir Hilfe bei deinen Freunden. Und stellst fest, dass wieder ein Tag überstanden ist und du noch immer am Leben bist. Du stellst fest, dass du dich noch lebendiger fühlst, wenn du das Essen nicht dazu benutzt, dich selbst zu betäuben, deinem Körper zu entfliehen. Dass Gefühle, auch Trauer, anders sind, als du erwartet hast. Dass du anders lebst, wenn du dich selbst nicht im Stich lässt. Dass du ein Leben hast, in dem Raum für Verletzlichkeit, Zärtlichkeit und Zerbrechlichkeit ist und eine Veränderung der vertrauten Lebenslandschaft möglich wird – es macht sie grün, weit, atemberaubend spannend.

In dem Maße, in dem wir im reinen Überlebensmodus funktionieren – ich will das nicht fühlen, es tut zu weh, es wird mich umbringen –, schlüpfen wir in die Haut eines Babys, in alte Rollen, in ein vertrautes Selbst. Kleine Kinder, vor allem Säuglinge, äußern den Schmerz über einen Verlust, Verlassenwerden oder schlechte Behandlung über ihren Körper; körperlicher und seelischer Schmerz sind nicht voneinander zu unterscheiden. Wenn die Schmerzen zu stark und die Abwehrmechanismen zu schwach sind, wird das Kind psychotisch und/oder stirbt. Dem Kind rettet es das Leben, dass es Abwehrmechanismen entwickelt, durch die es sich aus Situationen herausziehen kann, denen es körperlich nicht entkommt: Es stellt seine Gefühle ab und wendet sich einer Sache zu, die es tröstet. Aber wenn wir als Erwachsene immer noch fürchten, dass der Schmerz uns umbringen wird, blicken wir durch die Augen des zerbrechlichen Selbst, das wir einmal waren, und greifen auf den Abwehrmechanismus zurück, den wir früher einmal entwickelt haben: die Flucht. Zwanghafte Verhaltensweisen sind Möglichkeiten zu gehen, bevor wir verlassen werden, denn wir sind überzeugt, dass der Schmerz uns umbringen wird, wenn wir bleiben.

Aber der Mensch, der umgebracht würde, das »Ich« in der Der-Schmerz-ist-groß-und-ich-bin-klein-Überzeugung, ist eine Vorstellung, eine Erinnerung, ein Bild von uns selbst, das aus der Kindheit übrig geblieben ist. Wir haben uns bereits vernichtet gefühlt. Damals. Aber so klein werden wir nie mehr sein. Wir sind nicht mehr darauf angewiesen, dass jemand uns in den Arm nimmt, uns liebt, damit wir weiteratmen können.

Das Ausharren in der Situation setzt voraus, dass uns der Wunsch zu flüchten bewusst ist. Dass uns die Geschichten bewusst sind, die wir uns selbst darüber erzählen, warum wir ausbüxen müssen. Bleiben bedeutet zu erkennen, dass wir in der Vergangenheit leben, wenn wir flüchten wollen. Wir machen uns wieder zu jemandem, den es gar nicht mehr gibt. Bleiben verlangt, dass wir neugierig darauf sind, wer wir sind, wenn wir uns nicht zu einer Ansammlung von Erinnerungen machen. Wenn wir unser Leben nicht als Wiederholung alter Geschehnisse begreifen, wenn wir nicht wieder zu dem kleinen Mädchen werden, das von Mutter/Vater/Bruder/Lehrer/Liebhaber nicht wahrgenommen oder vergöttert wurde. Wenn Sie sich direkt, unmittelbar, genau jetzt, ohne vorgefasste Meinung spüren – wer sind Sie dann?

Wenn Sie ausharren, hinterfragen Sie, was Sie nie hinterfragt haben: die Person, für die Sie sich halten. Das Ich, das weder aus Ihrer Vergangenheit noch Ihren Gewohnheiten oder zwanghaften Verhaltensweisen besteht. Dann wird alles möglich. Sogar, großes Leid zu überstehen.

Wenn ich Angst habe, dass Matt sterben wird, sobald er aus dem Haus geht, habe ich Angst, dass ich ohne ihn nicht überleben kann. Wenn ich will, dass er stirbt, damit wir es endlich hinter uns haben, will ich das schmerzliche Gefühl, auf den Schmerz zu warten, beenden. Solange ich davon überzeugt bin, dass der Schmerz größer ist als ich, solange ich Offenheit und Verletzlichkeit als Offensein für Vernichtung definiere, glaube ich an ein Bild von mir selbst: dass ich jemand bin, der vernichtet werden kann. Und wenn ich das glaube, flüchte ich aus allen möglichen Situationen, indem ich mich in verschiedene Aktivitäten stürze, die mein Denken verändern und meinen Körper betäuben. Ich mache dicht oder renne zur Tür hinaus, wenn der Schmerz mich zu zerstören droht – was in jeder Situation der Fall ist, an der ein anderer Mensch beteiligt ist oder in der ich den Ausgang der Ereignisse nicht steuern kann. Ich lebe wie ein Autist.

Aber auch etwas anderes geschieht: Ich weigere mich, das Leben so zu akzeptieren, wie es ist – und lasse mich deshalb auch nicht darauf ein. Auf die Art und Weise, wie die Dinge sind. Menschen werden alt, krank und sterben. Sterben plötzlich. Oder ihr Tod zieht sich ewig hin. Meine Freundin Tory siecht langsam und unter unerträglichen Schmerzen an Knochenkrebs dahin. Acht meiner Freundinnen sind an Brustkrebs gestorben. Die Eisbären sterben. Die Bienen verschwinden. Die Meere trocknen aus. Ein Teil von mir will sein Geld zurück. Damit sage ich: »Dazu habe ich mich nicht angemeldet. Es passt mir nicht, wie diese ganze Sache aufgezogen ist, und ich will nicht daran teilnehmen.«

Stephen Levine, ein buddhistischer Lehrer, sagt, die Hölle bestehe in dem Wunsch, an einem anderen Ort zu sein als dort, wo man sich gerade befindet. Irgendwo zu sein und woanders sein zu wollen. Sich fortlaufend über das Unvermeidliche aufzuregen – anders gesagt: es nicht zu akzeptieren. Mit jemandem eine Beziehung zu führen und sich zu weigern, der Liebe ganz zu vertrauen, weil Sie nicht in etwas vertrauen wollen, was Sie irgendwann verlieren werden.

Das heißt in der Hölle leben: sich weigern zu lieben, weil Sie sich einen Ausgang der Ereignisse herbeiwünschen, der anders ist, als er ist. Weil Sie das Leben anders haben wollen, als es ist.

Man nennt das auch: gehen, ohne zu gehen; sterben, bevor man stirbt. Es ist, als würde sich ein Teil von Ihnen so vehement dagegen wehren, von der Liebe zerstört zu werden, dass Sie sich lieber vorher selbst zerstören. Wie kann man dieses Verhaltensmuster noch nennen? Zwanghaft.

Wenn die Teilnehmerinnen bei einem Retreat anfangen, gegen mich, den Ablauf des Retreats, den Zeitplan zu rebellieren, betrachte ich das als ersten Abstieg in die (von Stephen definierte) Hölle: Ich bin hier, aber ich wünschte, ich wäre es nicht. Es muss einen leichteren Weg geben. Ich will mein Geld zurück. Diese Spielregeln gefallen mir nicht.

Dieses »Gefällt mir nicht« bedeutet in Wirklichkeit: Es gefällt mir nicht, dass ich so vom Essen besessen bin, und ich will nicht tun, was ich tun muss, um daran arbeiten zu können. Ich dachte, ich würde es wollen, aber jetzt, wo ich hier bin, habe ich meine Meinung geändert. Ich würde lieber noch eine Diät machen, ich würde lieber so tun, als ginge es einzig um Willenskraft und darum, das Richtige zu essen. Ich würde lieber noch tausendmal abnehmen, als mich so zu sehen, wie ich wirklich bin. Als daran zu arbeiten, mir über mich selbst klar zu werden. Mich zu erkennen. Zu ergründen, was ich wirklich glaube über das Leben, die Liebe, Gott.

Der Wunsch, aus dem Retreat zu flüchten, ist Ausdruck des Wunsches, vor dem zwanghaften Verhalten zu flüchten, so zu tun, als sei es ein untergeordnetes Problem, das durch leichte Korrekturen an der sportlichen Betätigung und den Portionsgrößen in ein paar Wochen behoben werden könnte. Es ist, als würde man sagen: »Das ist nicht mein Leben, das ist nicht mein Problem. Das hier hat für mich keinen Sinn.«

Aber im Laufe der Tage zieht das Retreat die Teilnehmerinnen immer stärker in seinen Sog, und etwas Unerwartetes geschieht. Sie geben den Kampf auf, weil sie etwas registrieren, wovon sie nie vermutet hätten, dass es existiert: etwas, was über den Schmerz hinausgeht. Etwas, was jenseits des Schmerzes übrigbleibt.

Eine Teilnehmerin erzählte mir, sie habe drei Jahre damit gewartet, sich zu einem Retreat anzumelden; erst dann seien ihre Kinder alt genug gewesen, dass sie fünf Tage am Stück von zu Hause wegbleiben konnte. Doch als sie schließlich ankam, wäre sie am liebsten sofort wieder abgefahren. Sie blockte ab, was geschah, redete sich ein, sie könne hier nichts Neues lernen. Sie telefonierte die verschiedenen Fluggesellschaften ab, um einen Rückflug zu buchen. Sie erwog, den Zug zu nehmen. Ein Auto zu mieten und quer durchs ganze Land zu fahren.

Sie schreibt:

Schon am zweiten Tag hatte ich satt, was hier ablief. Ich dachte: »Das weiß ich doch alles, das sind wirklich Binsenweisheiten.

Was soll ich hier, das bringt mir nicht das Geringste.« Ich wollte weg. Aber dann wurde mir klar, dass diese Unlust in Wirklichkeit ein Widerstand dagegen war, bei mir selbst zu bleiben. Diese Erkenntnis war für mich der Durchbruch. Ich sah plötzlich, dass diese Ich-hab's-satt-Einstellung sich wie ein roter Faden durch mein Leben zieht. Ihretwegen fühle ich mich zu spirituellen Themen hingezogen, die leicht verständlich und zugänglich sind und die mir ein gutes Gefühl verschaffen. Sie schützt mich vor dem, was ich nicht weiß. Wenn mir alles zum Hals heraushängt, gibt es keine Geheimnisse mehr. Keinen Kitzel, irgendetwas zu entdecken. Kein echtes Leben.

Es fällt mir nicht leicht, mich selbst in die Gegenwart zurückzuholen, statt meine Gedanken Achterbahn fahren zu lassen. Einerseits arbeite ich in meinem Beruf so hart, dass ich es für gerechtfertigt halte, wenn ich mir einen leichten, entspannten, bequemen Zugang zur Spiritualität wünsche. Zu einer Spiritualität, bei der ich mich sofort gut fühle. Und doch hat sich hier bei mir etwas verändert, denn ich habe erkannt, dass das konsequente Üben von Essen, Atmen und Verweilen in der Gegenwart, Augenblick für Augenblick, meine eigentliche Aufgabe ist. Das ist Leben. Ich sehe die Verpflichtung, die das Ausharren in der Gegenwart mit sich bringt, und begreife, dass es nicht die gleiche mühselige, anstrengende Arbeit ist, mit der ich einen Großteil meiner Zeit verbringe, eine Arbeit, die die Vitalität abtötet, für die man aber Anerkennung bekommt. Mir ist klar geworden, dass für jene andere Arbeit Demut und die Bereitschaft vonnöten sind, sich immer wieder auf sich selbst zurückzubesinnen. Sich für das zu interessieren, was jetzt da ist, ohne dass meine Vergangenheit es überlagert. Aber nachdem ich nun eine Ahnung davon gewonnen habe, dass meine innere Landschaft nicht von Landminen übersät ist – dass ich mit allem zurechtkommen kann und tatsächlich alles gut und liebenswert ist –, will ich nicht mehr so leben wie früher.

Um zu bleiben, müssen Sie daran glauben, dass es etwas gibt, für das es sich zu bleiben lohnt – und dann müssen Sie sich selbst dazu anhalten, dorthin zurückzukehren, immer wieder. Der erste flüchtige Blick auf das Wunderbare, auf die Liebe, auf Möglichkeiten des inneren Wachstums und der Entfaltung wird zur Verpflichtung, zurückzukommen und sich bei jeder Flucht selbst zurückzuholen.

Vor Kurzem sah ich ein Interview mit Stephen Levine und seiner Frau Ondrea (über die erwähnte Definition von Hölle). Die beiden sind seit dreißig Jahren verheiratet. Ich habe Stephen 1978 bei einem Abendessen in Santa Cruz kennengelernt, als er noch jung und vital war (wie ich selbst natürlich auch). Er gab Workshops über den Tod und das Sterben, reiste quer durch die ganze Welt, hielt Vorträge vor brechend vollen Sälen mit fünfhundert oder mehr Zuhörern. Heute ist er so schwach, dass er nicht mehr laufen oder die Hand zur Faust ballen kann. Ondrea hat Leukämie und wird von Anfällen geplagt. Beide sagten, sie hätten keine Angst vor dem Tod. Beide sagten: »Ich möchte, dass er/sie zuerst stirbt, damit er/sie es nicht aushalten muss, allein zu sterben, wenn ich gegangen bin.«

Oje, dachte ich. Das ist ein bisschen anders als mein verrückter Wunsch, Matt möge sterben, damit ich den Schmerz, immer wieder an seinen Tod zu denken, hinter mich bringen kann. Die beiden Levines möchten, dass der andere zuerst stirbt; sie wünschen sich den Schmerz, allein zurückzubleiben, damit ihrem Partner dieser Schmerz erspart bleibt. Das ist das Gegenteil einer Flucht. Es bedeutet, direkt in den Schmerz hineinzugehen und zu wissen, dass es im Leben Schlimmeres gibt als ein gebrochenes Herz. Dass etwas existiert, was darüber hinausgeht, etwas, was jeglichen Schmerz durchtränkt. Etwas, was den Schmerz umfängt, was größer ist als er. Und weder mit dem Schmerz noch mit dem, was ihn durchdringt, gibt es einen Kampf.

Als ich dieses Interview sah, wurde mir klar, wie sehr und mit was ich noch immer kämpfe. Nicht nur mit dem Thema Tod und Verlust. Sondern auch mit meinen Oberschenkeln, die heute so aussehen wie der Haferbrei von gestern, oder mit meinem Hals, der, um ein Bild der Schriftstellerin Anne Lamott aufzugreifen, an die zerfurchte Wüste von Utah erinnert. Das kann ich nicht einfach so locker wegstecken. Ich bin jetzt über fünfzig, und obwohl ich weiß, dass das eigentlich kein Alter ist, kann ich die Preisschilder im Supermarkt nicht mehr ohne Brille lesen. Neulich habe ich statt einer Tafel Kaffee-Schokolade eine Tafel Chili-Schokolade gekauft. Ein sehr bedenkliches Ärgernis. Ich weiß, dass ich meine Arbeit weiter ausüben können werde, aber mit Brille habe ich das Gefühl, eine Maske zu tragen. Gegen das Unvermeidliche ankämpfen. Der Schwerkraft entfliehen. Ich sage, ich glaube an einen tieferen Sinn, an etwas, was nicht vergeht. Manchmal nenne ich dieses Etwas Gott. Aber ab und zu vergesse ich, was ich weiß, und will wieder flüchten.

Irgendwann ist es an der Zeit, den Krieg gegen den Tod, meine Oberschenkel und die Dinge, wie sie nun einmal sind, zu beenden. Und zu erkennen, dass ein von Gefühlen diktiertes Essen nichts anderes ist als die Flucht vor einer der vielen Versionen dieses Krieges: Das obsessive Verhalten wird ein Ende haben, sobald ich aufhöre zu flüchten. Und wenn es so weit ist, antworten wir vielleicht wie die spirituelle Lehrerin Catherine Ingram; sie erwiderte auf die Frage, wie sie großen Kummer ertrage: »Ich lebe unter Menschen, die großen Kummer haben. Sie lassen ihn zu.«

KAPITEL VIER

Es geht nicht ums Gewicht – aber irgendwie doch auch

Vor einigen Jahren erhielt ich den Brief einer Frau, die ein Weight-Watchers-Armbändchen mitschickte, in das die Worte ICH HABE FÜNF KILO ABGENOMMEN eingeprägt waren. Unter den goldenen Lettern hatte die Verfasserin hinzugefügt: »Und ich fühle mich immer noch wie ein Stück Scheiße.«

Wir meinen, wir würden uns wegen unseres Gewichts so unwohl fühlen. Und sofern die Gelenke schmerzen und die Knie wehtun und wir keine drei Häuserblocks weit laufen können, ohne außer Atem zu kommen, geht es uns wahrscheinlich tatsächlich wegen des Übergewichts körperlich schlecht. Aber wenn wir die letzten fünf, zwanzig oder fünfzig Jahre damit zugebracht haben, uns immer wieder wegen der gleichen zehn oder zwanzig Kilo verrückt zu machen, ist da noch etwas anderes im Gange. Etwas, was mit unserem Gewicht nichts zu tun hat.

Meine Freundin Sally reiste vor einigen Jahren zu einer Hochzeit nach Finnland und traf eine entfernte Cousine wieder, die extrem schlecht auf mich zu sprechen war. Sie erzählte, sie habe meine Bücher gelesen, meine Ideen beherzigt und fünfzig Kilo zugenommen. Sie bezichtigte mich der Scharlatanerie, der Augenwischerei und schimpfte mich eine miese Ratte. Ich konnte es ihr nicht verübeln. Wenn ich in dem Glauben, dem guten Rat einer Expertin zu folgen, fünfzig Kilo zugenommen hätte, wäre ich auch extrem verärgert. Fünfzig Kilo! Aus dem sicheren Abstand von mehreren tausend Meilen antwortete ich Sallys Cousine, so freundlich ich es vermochte, sie sei wohl der Ansicht, sie habe meine Ausführungen verstanden, doch würde ich weiß Gott nicht für zwanghaftes Essen plädieren. Eine Gewichtszunahme von fünfzig Kilo sei allerdings nur so und nicht anders zu erklären.

Die meisten Leute sind so froh, von einer Methode zu lesen oder zu hören (und sie anschließend in die Tat umzusetzen), die nicht das Abnehmen in den Mittelpunkt stellt, dass sie meinen, sie sei ein Freibrief für hemmungsloses Völlern. »Aha«, sagen sie, »endlich hat mal einer kapiert, dass es nicht ums Gewicht geht.« Es ging noch nie ums Gewicht. Es ging noch nicht einmal ums Essen. »Großartig«, sagen sie, »dann lasst uns mal ordentlich reinhauen. Und bloß nicht schlappmachen.«

Ja, es stimmt: Es geht nicht ums Gewicht. Es ging noch nie ums Gewicht. Wenn eine Pille entdeckt wird, dank der die Menschen essen können, was sie wollen, ohne zuzunehmen, sind die Gefühle und Situationen, die sie durch das Essen aus dem Bewusstsein zu verbannen versuchen, dennoch weiter vorhanden; also ersinnen sie raffiniertere Möglichkeiten, sich zu betäuben. Als Bill Murray in dem Film *Und täglich grüßt das Murmeltier* merkt, dass er nicht zunimmt, wenn er einen Kirschkuchen nach dem anderen vertilgt, isst er, als gäbe es kein Morgen (das es im Film ja auch nicht gibt). Aber der Reiz verflüchtigt sich, sobald ihm klar geworden ist, dass er beliebig viel essen kann, ohne dass die üblichen Konsequenzen eintreten. Wenn der Kick verpufft, ist alles, was übrig bleibt, ein schnödes Stück Kirschkuchen. Und wenn Sie den Kuchen aufgegessen haben, ist das, was mit dem Kuchen gar nichts zu tun hatte – das, was Sie dazu getrieben hat, ihn zu essen –, noch immer da.

Im vergangenen Jahr habe ich Briefe von Frauen bekommen oder mit Retreat-Teilnehmerinnen gearbeitet, die

- für eine Magenbypass-Operation eine Hypothek auf ihr Haus aufgenommen und dann die verlorenen Pfunde wieder zugenommen haben;
- sich für eine Fettabsaugung von einem Verwandten Geld – viel Geld – geliehen hatten und dann entdeckten, dass sie ihre Oberschenkel immer noch hassten;
- fünfzig Kilo abgenommen hatten und danach so enttäuscht waren, dass dadurch nicht alles, was im Argen lag, gut geworden war, dass sie die fünfzig Kilo prompt wieder zunahmen.

Entweder sind Sie bereit, die Augen zu öffnen, oder Sie ziehen es vor, sie weiter zu verschließen. Entweder sind Sie bereit zu leben, oder Sie ziehen es vor zu sterben.

Es geht nicht ums Gewicht.

Aber es geht auch nicht *nicht* ums Gewicht.

Die real vorhandenen Pfunde und ihre körperlichen Konsequenzen lassen sich nicht leugnen. Manche Frauen in meinen Retreats können nicht bequem auf einem Stuhl sitzen. Sie können keine leichte Steigung hinauflaufen, ohne dass ihnen etwas wehtut. Ihre Ärzte erklären ihnen, ihr Leben sei in Gefahr, wenn sie nicht abnehmen würden. Sie brauchen ein neues Kniegelenk, eine neue Hüfte, eine Magenband-Operation. Die Belastung für ihr Herz, ihre Nieren, ihre Gelenke ist zu groß, als dass ihr Körper sie aushalten und trotzdem gut funktionieren könnte. Deshalb geht es tatsächlich ums Gewicht, sofern dieses grundlegende Funktionen in Mitleidenschaft zieht und Wohlbefinden, körperliche Aktivität, Beweglichkeit und Vitalität beeinträchtigt.

Die Fettleibigkeit als unbestreitbares Massenphänomen – oder präziser gesagt die Tatsache, dass 75 Prozent der US-Amerikaner übergewichtig sind – ist in den Medien ein Dauerthema. Statistiken über das Gewicht, die Entdeckung neuer medizinischer Wirkstoffe, die mögliche Existenz eines Fettleibigkeitsgens – all das wird dort endlos diskutiert. Niemand kann behaupten, dass fünfzig Kilo Übergewicht körperlich nicht problematisch wären.

Und doch.

Fakt ist: Egal ob Sie hundertsiebzig oder siebzig Kilo wiegen – wenn Sie essen, obwohl Sie keinen Hunger haben, benutzen Sie das Essen als Droge, kämpfen Sie mit Langeweile oder Krankheit oder Verlust oder Trauer oder Leere oder Einsamkeit oder Ablehnung. Das Essen ist dann nur das Vehikel, das Mittel zum Zweck. Um Ihre Gefühle zu beeinflussen. Um sich selbst zu betäuben. Um ein sekundäres Problem zu erzeugen, wenn das primäre zu unheimlich wird. Um langsam zu sterben, statt sich in Ihr chaotisches, herrliches und – selbst wenn Sie hundert Jahre alt werden – extrem kurzes Leben hineinzufinden. Das Mittel zu diesem Zweck ist zufällig das Essen, aber es könnten auch Alkohol, Arbeit, Sex oder Kokain sein. Oder Internetsurfen. Oder Telefonieren.

Aus einer Vielzahl von Gründen (Gene, Temperament, Umwelt), die noch nicht gänzlich geklärt sind, haben diejenigen unter uns, die zwanghaft essen, sich für das Essen entschieden. Nicht wegen seines Geschmacks. Oder seiner Konsistenz oder seiner Farbe. Wir wollen Quantität, Volumen, Masse. Wir brauchen es – in großer Menge –, um der bewussten Auseinandersetzung zu entfliehen. Um auszublenden, was wirklich abläuft. Dass wir uns vom Unbewussten steuern lassen, ist das Entscheidende, nicht das Essen.

Manchmal sagen die Frauen: »Aber es schmeckt einfach so gut. Ja, ich liebe den Geschmack! Warum kann man das nicht einfach mal so stehen lassen? Ich esse zu viel, weil es mir schmeckt.«

Aber.

Wenn Sie etwas mögen, schenken Sie ihm Ihre volle Aufmerksamkeit. Wenn Sie etwas mögen – oder gar lieben –, nehmen Sie sich Zeit dafür. Sie wollen jede Sekunde Ihres Hochgefühls bewusst auskosten.

Übermäßiges Essen führt nicht zu Hochgefühlen. Es führt zu Aufstoßen, Blähungen und einer solchen Übelkeit, dass Sie nur noch daran denken können, wie vollgefressen Sie sind. Das ist keine Liebe. Das ist Leid.

Das Gewicht (gleich ob zu viel oder zu wenig) ist eine Begleiterscheinung. Gewichtsprobleme stellen sich dann ein, wenn Sie das Essen dazu benutzen, jeden emotionalen Wogenschlag in Ihrem Leben zu vermeiden. Selbst wenn die Gelenke schmerzen, ist das Essen nicht der springende Punkt. Ja, selbst bei Arthritis, Diabetes, Bluthochdruck nicht. Es geht um Ihren Wunsch, jeglichen Aufruhr in Ihrem Leben zu vermeiden. Um die Tatsache, dass Sie aufgegeben haben, ohne es zu sagen. Es geht um Ihre Überzeugung, es sei unmöglich, anders zu leben – und Sie benutzen das Essen, um diese Überzeugung auszuagieren, ohne es explizit zugeben zu müssen.

Heute Morgen erhielt ich folgenden Brief:

Jedes Mal wenn ich den Versuch starte, Ihre Worte zu befolgen, bekomme ich Angst und kehre zum ungefährlichen Punktesystem der Weight Watchers zurück. Und jedes Mal wenn ich es mit den Punkten probiere, erleide ich eine Woche später unweigerlich Schiffbruch und gerate in eine neue Spirale aus Fressanfällen und massiven Selbstvorwürfen.

Mein Hauptproblem ist, dass ich nicht weiß, wie ich dem realen Defizit in meinem restlichen Leben begegnen soll. Ich bin seit Kurzem Partnerin in einer großen New Yorker Anwaltskanzlei. Nach allem, was man mir sagt, werde ich es weit bringen und eines Tages einen großen Namen haben, aber im Moment bin ich voll und ganz damit beschäftigt, mein »Handwerk zu lernen«, etwa das effiziente Erledigen grundlegender Aufgaben und das Nacharbeiten von Akten, und ich habe nie die Zeit, mich einmal richtig in irgendetwas zu vertiefen. Tagsüber habe ich mein Essverhalten ziemlich gut im Griff, aber abends komme ich unzufrieden nach Hause und schlage mir hemmungslos den Bauch voll.

Ich sehe durchaus, dass zwischen diesem Gefühl der Leere und meinen Essgewohnheiten eine direkte Verbindung besteht. Ihre Bücher stellen das perfekt dar. Und ich bräuchte nur meinen Frust über meine Arbeit und meine Karriere direkt anzugehen, statt mich durch Essen davon abzulenken. Aber ich weiß einfach nicht, wie ich das anfangen soll, denn ich muss noch mindestens acht Monate bleiben, um meinen Bonus zu bekommen, und wahrscheinlich sogar zwölf Monate, denn erst dann kann mein Freund den nächsten Karriereabschnitt anpeilen und kündigen, und wir können daran denken, woanders hinzuziehen. Von den geistigen Anforderungen her kann ich diesen Job mit meinen generellen Karrierezielen vereinbaren, aber im Alltag ist er ziemlich unerfreulich.

Ich glaube, ich schreibe das hier eher deshalb, um meinen Fressanfällen die Macht über mich zu nehmen, doch obwohl mir dies klar ist, bin ich nicht sicher, ob ich den bewussten und achtsamen Umgang mit meinen Hungergefühlen wirklich zu einem tragfähigen Verhaltensmuster machen kann, solange dieser Job meine Energie aufzehrt.

Was also soll eine junge Frau tun, wenn sie zu etwas Besonderem berufen scheint, sich aber momentan noch wie ein Niemand fühlt? Wie soll sie etwas, womit sie nicht konfrontiert sein will, offen ins Auge blicken, ohne zu essen? Das ist ein echtes Dilemma. »Da, wo ich stehe, will ich nicht sein, und deshalb esse ich, um den Frust beiseitezuschieben. Wie kann ich meinen Frust spüren, ohne zu essen, damit ich mich besser fühle?«

Nehmen wir an, sie isst weiter. Jeden Abend kommt sie nach Hause und schlingt das Essen in sich hinein. Nach kurzer Zeit nimmt sie zu, und das geht immer so weiter. Vielleicht nimmt sie so zu, dass ihre Gelenke schmerzen, der Rücken wehtut, der Druck auf den Knien unangenehm und schließlich unerträglich wird. Statt sich Gedanken darüber zu machen, dass sie ein Niemand ist, macht sie sich nun Gedanken darüber, dass sie neue Kniegelenke braucht. Sie hat sich in das Korps der Fettleibigen eingereiht, und für sie und alle Welt sieht es jetzt so aus, als sei das Gewicht ihr Problem. Als würde ihr Körper gut funktionieren, wenn sie nur abnähme (was wahrscheinlich stimmt) und in der Folge glücklich wäre (was nicht stimmt). Aber ihr Problem ist nicht das Essen, das sie konsumiert. Ihr Problem ist zunächst nicht das Gewicht, auch wenn das Übergewicht irgendwann zu einem eigenen Problem wird. Ihr Problem ist, dass sie nicht weiß – niemand hat es ihr beigebracht –, wie sie ihrem »Defizit« (ihre eigenen Worte) »begegnen« (ebenfalls ihre Worte) soll. Dem Gefühl der Leere. Der Unzufriedenheit.

Ich sehe vier Alternativen. Die Erste: Sie macht weiter wie bisher. Diese Entscheidung treffen die meisten von uns in der Mehrzahl der Situationen. Wenn wir für eine schwierige Frage, ein Paradoxon – »Ich muss hierbleiben, aber ich will nicht. Hierbleiben macht mich unglücklich. Und wenn ich unglücklich bin, esse ich« – keine Lösung parat haben, machen wir um das zwanghafte

Essverhalten gewöhnlich ein großes Tamtam und erheben es zum zentralen Problem. Um unsere fehlende Willenskraft, unsere abendlichen Fressanfälle, unsere wachsende Körperfülle. Und obwohl es, wenn wir genug zunehmen, tatsächlich zu einem Problem wird, mit dem wir uns beschäftigen müssen, haben wir dieses Problem erzeugt, damit wir uns nicht mit dem Unbekannten auseinandersetzen müssen.

Die zweite Möglichkeit für die junge Frau bestünde darin, diesen Job zu kündigen und etwas Neues zu finden, was sie gerne tut. Diese Entscheidung ist schon schwieriger, vor allem wenn der Anwaltsberuf, der am Anfang die Erledigung wenig spannender Aufgaben erfordert, sie eigentlich begeistert.

Und der dritte Weg – derjenige, den sie versucht, in Angriff zu nehmen – besteht darin, den Knoten aufzudröseln, den sie »Defizit« nennt. Darin, das unheimliche Gefühl der Leere, vor dem sie jeden Abend davonläuft, näher zu ergründen. Wenn die abendlichen Gefühle ihr keine Angst mehr machen würden, wäre es nicht nötig, sie mit einer Droge zu betäuben.

Defizit. Leere. Das sind nur Worte, Bezeichnungen, die Angst einflößende Gedanken wecken, und diese wecken wiederum Angst einflößende Gefühle. Und sowohl die Gedanken als auch die Gefühle beruhen auf den Vorstellungen dieser jungen Frau von dem, was eigentlich passieren sollte, aber nicht passiert: »Ich bin zu Höherem bestimmt, und jetzt erledige ich hier Routinearbeiten und sehe anderer Leute Akten durch. Das ist nicht das, wovon ich geträumt habe. Ich werde es nie zu etwas bringen. Mein Leben ist vertan. Was ist, wenn das nun immer so weitergeht? Wenn sich meine Träume als reine Hirngespinste erweisen? Ich hätte wissen müssen, dass es so kommt. Ich hätte auf meine Lehrerin im achten Schuljahr hören sollen, Mrs. Simkinson, die mir damals schon prophezeit hat, dass aus mir nie etwas Anständiges werden wird. Ich fühle mich so leer. Ich fühle mich so unzulänglich, so voller Fehler, als sei ich nicht gut genug und würde auch nie gut genug werden. Ich muss essen.«

Defizit klingt schrecklich, aber ist das wirklich so? Wie fühlt es sich an? Ist es ein großes Loch im Bauch? In der Brust? Fühlt es sich an, als sei alles zusammengebrochen und sie stünde am Rand eines gähnenden Abgrunds, kurz davor, in die Tiefe zu stürzen? Was würde passieren, wenn sie aufhörte, sich festzukrallen, und sich fallen ließe? (Denken Sie daran, dass all das nur Bilder in ihrem Kopf sind. Sie steht nicht wirklich am Rand eines Abgrunds, wahrscheinlich sitzt sie auf einem Stuhl. Sie würde überhaupt nirgendwo hinfallen, wenn sie sich gedanklich »fallen« ließe.) Ist die Leere eine räumliche Erfahrung oder etwas anderes? Wenn sie Raum ist und die junge Frau ihn unmittelbar spürt – in ihrem Körper –, wird sie möglicherweise dahinterkommen, ob es irgendetwas an ihr gibt, was ihr tatsächlich Angst macht, oder ob es nur eine Geschichte ist, die sie sich selbst erzählt.

Zwischen »Ich fühle mich leer« und der Hinwendung zum Essen, die diese Leere beseitigen soll, gibt es ein ganzes Universum zu entdecken. Das Gewichtsproblem ist kalkulierbar. Wir wissen, was zu tun ist, wenn wir dieses Problem haben. Uns selbst fertigmachen. Kein gutes Haar an uns lassen. Weniger süße Teilchen essen. Aber wenn wir uns der Leere stellen – wenn wir uns wirklich auf sie einlassen, sie willkommen heißen, sie dazu nutzen, uns selbst besser kennenzulernen, und die Fähigkeit entwickeln, die Geschichten, die wir uns über sie erzählen, von dem tatsächlichen Gefühl zu unterscheiden –, dann ist das eine einschneidende Erfahrung.

Stellen Sie sich vor, kein Gefühl könnte Ihnen Angst machen. Stellen Sie sich vor, Sie wüssten, dass nichts Sie vernichten kann. Dass Sie mehr sind als irgendein Gefühl, irgendein Zustand. Größer als all das. Weiter als all das. Dass es keinen Grund gibt, Drogen einzusetzen, weil alles, was eine Droge bewirken könnte, verblassen würde, wenn Sie wüssten, wer Sie wirklich sind. Was Sie verstehen, leben, sein könnten, einfach dadurch, dass Sie nicht weglaufen vor dem, was sich Ihnen in Form der Gefühle beim abendlichen Nachhausekommen zeigt.

Die vierte Möglichkeit für die junge Frau wäre, dass sie die Situation akzeptiert. Den Widerstand gegen die Routinearbeit aufgibt. Einsieht, dass die Dinge derzeit nun einmal sind, wie sie sind, und die Aufmerksamkeit immer wieder auf den aktuellen Augenblick zurücklenkt.

Bestimmte Dinge zu akzeptieren ist die eigentliche Herausforderung bei zwanghaftem Essverhalten. Der Grund, warum es dabei nicht ums Gewicht geht. Warum Leute fünf Kilo abnehmen und sich immer noch wie ein Stück Scheiße fühlen.

Die mangelnde Bereitschaft zur Akzeptanz und die Unzufriedenheit der Anwältin gehen Hand in Hand. Sie vermutet – oder rechnet sogar fest damit –, dass das Gefühl der Unzulänglichkeit verschwinden wird und die Leere sie nicht mehr länger quälen wird, wenn sie jemand Besonderes ist. Ich habe das auch gedacht. Hundert Millionen Mal. Es ist der »Wenn ich schlank bin (den Arbeitsplatz wechsle, umziehe, einen Partner finde, meinen Partner verlasse, Geld habe)«-Blues. Es ist der »Wenn dann«-Refrain. Er bedeutet, dass Sie Ihr Leben und Ihre Fähigkeit zum Glücklichsein auf einen Zeitpunkt in der Zukunft verschieben, an dem Sie endlich bekommen, was Sie wollen, und das Leben gut sein wird. In meinen Büchern *Feeding the Hungry Heart* und *When Food Is Love* habe ich über die Geschichten von Menschen geschrieben, die abgenommen hatten und sich immer noch schlecht fühlten. Die bekommen hatten, was sie sich ihrer Meinung nach am sehnlichsten wünschten, und dann feststellten, dass sie immer noch nicht froh und glücklich waren. Denn – ich weiß, dass das ein Klischee ist, aber es stimmt wirklich – das Gefühl von Frust oder Glück hängt nicht davon ab, was Sie haben, wie Sie aussehen oder was Sie erreichen. Ich bin nicht gerade stolz darauf zu sagen, dass ich mich überall, mit allem und jedem, schlecht gefühlt habe. Es ging mir schlecht, als ich Mitte Juni in Südfrankreich in einem Sonnenblumenfeld stand. Es ging mir schlecht, als ich vierzig Kilo wog und in Größe XS passte. Und ich war auch schon glücklich, als ich Größe 48 trug. Glücklich, als ich bei meinem sterbenden Vater saß. Glücklich, während ich als Telefonistin arbeitete.

Es geht nicht ums Gewicht. Es geht nicht um das Ziel. Es geht nicht darum, schlank oder besonders oder erfolgreich zu sein. Das sind Ihre Fantasien – und sie liegen alle in der Zukunft – einer Zukunft, die nie kommen wird. Denn jedes erreichte Ziel ist nur ein Zwischenstopp zum nächsten Ziel, und auf dem Weg dorthin sind Sie immer noch Sie selbst und tun das Gleiche wie jetzt. Sie stehen immer noch auf. Gehen herum. Bekommen eine Wurzelbehandlung. Öffnen die Kühlschranktür. Schlafen. Sind glücklich. Am Boden zerstört. Einsam. Fühlen sich geliebt. Werden alt. Sterben.

Irgendwie geht es aber *auch* ums Gewicht; denn wenn Sie das Essen weiter als Droge benutzen, wenn Sie sich weiter mit Ihrem Gewichtsproblem von den eigentlichen Fragen ablenken, dann müssen Sie sich weiter auf Ihr Gewicht konzentrieren, wenn Sie aufstehen, herumgehen, Türen öffnen, schlafen, glücklich sein, am Boden zerstört sein, sich geliebt fühlen, alt werden wollen. Wenn Sie das reine, bloße Leben mit immer neuen Problemen übertünchen, sehen Sie nur die Schicht, die Sie gleichsam obendrauf geklatscht haben. Denn Sie können ein Problem schließlich nicht ignorieren, nur weil Sie es selbst erzeugt haben.

An irgendeinem Punkt wird es zum Gewichtsproblem. Wenn Sie für den Rest Ihres Lebens körperliche Einschränkungen zu erwarten haben, müssen Sie sich mit Ihrem Gewicht auseinandersetzen. Nicht damit Sie schlank werden wie ein Supermodel. Nicht damit Sie aussehen wie ein Bild in Ihrem Kopf, das nichts mit Ihrem Körper, Ihrem Alter, Ihrem Leben zu tun hat. Sie müssen sich mit dem Gewicht beschäftigen, denn wenn Sie es nicht tun, leben Sie nicht wirklich. Sie schleppen sich mühsam vorwärts und bekommen keine Luft. Haben Schmerzen beim Sitzen. Fliegen ist eine Qual. Ein Kinobesuch eine echte Herausforderung. Ihr selbst gestricktes Problem belastet Sie so sehr, dass Ihr Leben reduziert und Ihr Blickwinkel eng wird. Jetzt dreht sich alles um Ihre Einschränkungen. Was Sie tun können und was nicht. Wie viel Sie vertuschen können. Wie sehr Sie sich für sich selbst schämen. Sie schalten Ihre Sinne ab, ziehen sich zurück aus der Welt der Klänge, der Farben, des Lachens zugunsten einer Realität, die Sie selbst erschaffen haben. Wenn Sie das Essen weiter als Droge benutzen, wenn Ihr ganzes Leben nur noch um Ihr Gewicht kreist, verpassen Sie alles, was nichts mit Ihrem Gewichtsproblem zu tun hat. Sie sterben, ohne je gelebt zu haben.

Hier ist der Brief, den ich für alle verfasst habe, die in irgendeiner Weise hoffen, etwas Besonderes zu werden, und sich, bis es so weit ist, ein Gewichtsproblem zulegen.

Offenbar haben Sie sich diesen Beruf und damit auch diesen Karriereverlauf ausgesucht. Können Sie das akzeptieren? Nicht im Sinne von Resignieren, wie Akzeptieren gemeinhin definiert wird. Nicht im Sinne eines Opfers: »Ich Arme, es bleibt mir ja nichts anderes übrig, als die Situation zu akzeptieren.« Sondern als die Bereitschaft, Ihre Aufgaben nicht mehr als reinen Brotjob zu definieren, sondern sich stattdessen voll und ganz auf das einzulassen, was Sie sich selbst ausgesucht haben. Was wäre, wenn es genau das wäre, wozu Sie bestimmt sind, da Sie ja immerhin das und nichts anderes tun? Was wäre, wenn jede Routineaufgabe eine Traumtätigkeit für Sie wäre und Sie das nur nicht merken, weil Sie nach etwas anderem Ausschau halten?

Es verhält sich damit so ähnlich wie mit dem Abwasch. Wenn Sie sich allein darauf konzentrieren, ihn hinter sich zu bringen, damit die Küche sauber ist, entgeht Ihnen alles, was zwischen dem Einweichen des schmutzigen Geschirrs und dem Moment, in dem alles sauber ist, geschieht. Dann achten Sie nicht auf das warme Wasser, die platzenden Seifenblasen, die Bewegungen Ihrer Hand. Sie verpassen das Leben, das in der Zwischenzeit weiterläuft – denn Sie befinden sich in Gedanken irgendwo zwischen dem, was momentan Ihre Realität ist, und dem, wie Ihr Leben Ihrer Meinung nach sein sollte. Und wenn Sie diese Momente verpassen, weil Sie lieber etwas anderes täten, verpassen Sie Ihr Leben. Diese Momente sind vorüber. Sie werden sie nie zurückbekommen.

Selbst wenn Sie etwas Besonderes werden, weil die anderen recht hatten, als sie sagten, dass Sie es noch weit bringen würden – selbst wenn Sie es schaffen, jemand Besonderes zu sein, weil Sie da hingekommen sind, wo Sie hinwollten –, kann es sein, dass Ihr Leben nicht besser wird, wenn Sie nicht gelernt haben, wach zu sein, lebendig zu sein, im Hier und Jetzt zu leben. Den einzelnen Augenblick so zu nehmen, wie er ist. Es kann genauso leicht geschehen, dass Sie sich elend fühlen, wenn Sie jemand Besonderes sind wie wenn Sie ein Niemand sind. Denn auch ganz besondere Frauen können nicht vor sich selbst davonlaufen und müssen mit Langeweile, Ablehnung, Einsamkeit, Enttäuschung klarkommen. Selbst besondere Frauen kehren abends nach Hause zurück und machen das, was auch No-

bodys tun: allein einschlafen. Sie könnten also genauso gut lernen, gleich achtsam zu sein. Sich mit dem Leben, für das Sie sich entschieden haben, zu identifizieren und wohlzufühlen. Sich jeden Zentimeter Ihres Leibes zu Eigen zu machen. Den Raum in dem Körper zu besetzen, der Ihnen gegeben wurde. Er ist Ihr Zuhause. Und nur Ihres.

Die Schriftstellerin Annie Dillard sagt: »Wie du deine Tage verbringst, so verbringst du dein Leben.« Seien Sie standhaft ehrlich. Fragen Sie sich, wie Sie Ihre Tage verbringen wollen. Da Sie ohnehin schon einmal Akten durchsehen sollen: Warum dann nicht, während Sie es tun, den eigenen Atem und das Ticken der Uhr bewusst wahrnehmen?

Ganz gleich, was Ihr realer Alltag Ihnen zu bieten hat, es muss besser sein als das selbst auferlegte Leid, das Sie durch die Geschichten, die Sie sich erzählen, hervorrufen. Es muss besser sein als abendliche Fressattacken, besser als sich zu verfangen in einem Teufelskreis aus Selbsthass und guten Vorsätzen, mit der Fresserei aufzuhören.

Kehren Sie in die Realität zurück. Durchbrechen Sie die Trance. Achten Sie auf Ihren Atem. Ihre Arme. Ihre Beine. Horchen Sie auf Geräusche. Das Scharren, wenn ein Stuhl zurechtgeschoben wird. Das Brummen des Kopierers. Nehmen Sie die Farben um sich herum bewusst wahr. Den königsblauen Anzug eines Kollegen. Den Kaffeefleck auf der Krawatte Ihres Chefs. Wachen Sie auf, und nehmen Sie teil an dem Leben, das in jeder Sekunde um Sie tobt. Die Sängerin Pearl Bailey sagte einmal: »Die Menschen sehen Gott jeden Tag; sie erkennen ihn nur nicht.« Was wäre, wenn jeder Tag eine Chance wäre, eine neue Version von Gott zu erblicken? Was wäre, wenn das, wonach Sie sich sehnen, sich direkt vor Ihnen befände und Sie es nur nicht erkennen würden?

Sie haben schon alles, was Sie brauchen, um zufrieden zu sein. Auch wenn Sie eine steile Karriere hinlegen, besteht Ihre eigentliche Arbeit darin, alles zu tun, damit Sie das erkennen. Und dann ist es egal, ob Sie jemand Besonderes oder eine unbedeutende Person sind, denn Sie sind in jedem Augenblick ganz lebendig – was, so denke ich, alles ist, was Sie sich vom beruflichen Aufstieg oder einer Führungsposition wünschen.

Oder vom Schlanksein.

KAPITEL FÜNF

Sie sind mehr als das, was nicht in Ordnung ist

An einem bestimmten Punkt begann ich zu glauben, der Sinn des Lebens sei es, die Prüfung zu bestehen, die mir im Moment meines Todes aufgegeben würde. Wenn ich den letzten Atemzug täte, würde es eine richterliche Anhörung geben, bei der ich gezwungen wäre, mein Leben Revue passieren zu lassen. Angesichts meiner Tendenz, von allem das größte Stück zu nehmen und Berge von Ohrringen anzuhäufen, obwohl ein Großteil der Weltbevölkerung von weniger als einem Dollar am Tag lebt, gab es für mich keinen Zweifel an dem bevorstehenden Urteil: Ich würde verdammt und in die Hölle geschickt werden. Es sei denn, ich würde für den Rest meiner Tage versuchen, so selbstlos zu sein wie Mutter Teresa und ohne Lipgloss auszukommen. Oder ich würde zumindest meine weltliche Habe verteilen und in einer Grashütte wohnen, auf einer Hanfmatratze schlafen, Kleidung aus recycelten Flaschen tragen und mich von körperfreundlichen Mikroorganismen ernähren, die in Schlamm und Morast zu finden sind.

Bei der ersten Begegnung mit den Frauen, die zu meinen Retreats kommen, lese ich aus ihrer Beziehung zum Essen die gleichen Überzeugungen heraus. Als ob sie durch ein rigoroses Ernährungsverhalten etwas von Natur aus Schadhaftes ausbügeln könnten, etwas, was an ihrer Existenz grundsätzlich nicht stimmt. Schlank sein wird zu ihrer großen Prüfung. Abnehmen zu ihrer Religion. Sie müssen sich erniedrigen und quälen, müssen sich dazu verpflichten, sich beim Essen für immer und ewig zu kasteien, denn dann, und nur dann, werden sie ein reines, gottgefälliges Leben führen und Erlösung finden.

Als ich Anfang der Siebzigerjahre die Weight-Watchers-Methode befolgte, war ich eine Woche lang zu Besuch bei Freunden. Während sie ihre Mahlzeiten mit Hackbraten und Kartoffelpüree genossen, aß ich, was gerade auf meinem Diätplan stand. Eines Abends bereitete ich mir eine Mahlzeit aus den erlaubten Nahrungsmitteln zu, die vom Tag übrig geblieben waren: zwei Portionen kalte Tomatensoße – die Bedienung des Herdes gehörte nicht gerade zu meinen speziellen Stärken – und eine Portion Ricotta. Ich gab alles in eine Schüssel, als mein Freund Alan zu mir bemerkte: »Willst du das wirklich essen? Kalte Tomatensoße und ein Stück kalten Käse?« – »Ja«, sagte ich, »natürlich.« Aber die Wahrheit war, dass ein Nein nicht infrage kam. Essen, was ich wollte, war nicht erlaubt. Wollen, was ich wollte, war nicht erlaubt. Ich musste Opfer bringen, büßen, wiedergutmachen, dass ich ich war. Dass ich dick war.

Wenn ich Menschen zu lehren versuche, ihren Körper zu respektieren und auf ihn zu hören, besteht der schwierigste Part darin, sie von ihrer Überzeugung abzubringen, da gäbe es nichts, wovor man Respekt haben müsste. Sie können nichts an sich finden, was intakt oder wirklich in Ordnung ist. Und wenn sie hören, dass ich »Entspannt euch« oder »Habt Vertrauen in euch selbst« sage, fühlen sie sich, als bäte ich sie, sich den Wölfen zum Fraß vorzuwerfen. Als lieferte ich sie unerbittlich einem Zustand brutalster

Zerstörung aus. Die Möglichkeit, dass es in ihnen, in jedem Menschen, etwas gibt, was nicht defekt ist, nie ein Pfund zugenommen hat, nie hungrig war, nie versehrt war, erscheint wie ein Mythos, der so weit hergeholt ist wie der von der sumerischen Göttin Inanna, die auf die Erde zurückkehrt, nachdem sie in der Hölle an einem Fleischerhaken gehangen hat. Aber dann frage ich sie nach den Babys. Ich bitte sie, sich an ihre eigenen Kinder zu erinnern, und daran, dass diese, wenn sie auf die Welt kommen, schon großartig sind und jede erdenkliche Liebe verdienen. Sie nicken. Sie erkennen, dass das Gefühl, einen Schaden zu haben, nicht angeboren, sondern erworben ist, und dass ihre Aufgabe darin besteht, ihren Weg zurück zu dem zu finden, was schon heil und ganz ist.

Vor ein paar Monaten verlor ich mein Gesicht. Es war nicht der »Schatz, ich habe die Autoschlüssel verloren«-Gesichtsverlust; vielmehr wurde ich eines Morgens wach und stellte fest, dass mein Gesicht durch eine wasserballgroße Kugel ersetzt worden war, mit einer wellenartig gekrümmten Öffnung unterhalb der Nase, wo sich einst klar erkennbar mein Mund befunden hatte, und zwei aufgedunsenen Beulen unterhalb der Stirn, mit zwei Schlitzen darin, aus denen meine ehedem halbmondförmigen Augen blickten. Rote, nässende Quaddeln – Folge einer allergischen Reaktion ein paar Tage zuvor – nahmen den Bereich ein, in dem sich zuvor ein blühender Teint befunden hatte.

Und weil es der zweite von sechs Tagen unseres halbjährlichen Retreats war und es keine Möglichkeit gab, von diesem abgelegenen Ort aus einen Arzt aufzusuchen und rechtzeitig zur nächsten Sitzung zurückzukehren, blieb mir nichts anderes übrig, als hundert Leuten eine Woche lang ohne mein Gesicht gegenüberzutreten.

Am dritten Tag war mein Gesicht doppelt so groß wie am Tag zuvor, und die Quaddeln fühlten sich an wie tausend Bienenstiche. Am vierten Tag konnte ich nur noch ein Auge öffnen. »Ich biete wohl einen fürchterlichen Anblick, was?«, fragte ich einen meiner Co-Trainer. »Ja«, bestätigte er. »Sehe ich entstellt aus?« – »Irgendwie schon«, sagte er. »Wie der Elefantenmensch. Aber nur beim ersten Hinsehen. Dann gewöhnt man sich daran.«

Ich wollte, ich könnte sagen, ich hätte mein neues Aussehen mit unerschütterlichem Gleichmut und der heiteren Gelassenheit eines Buddha akzeptiert. Aber mein angeborener Hang zu Dramatik und Hysterie holte mich ein, und ich geriet in mein altes Fahrwasser. Ich befühlte alle dreißig Sekunden mein Gesicht, um zu sehen, ob es besser geworden war; ich machte mich selbst völlig fertig, weil ich einfach nicht glauben mochte, was da geschah. Ich wollte mein Gesicht zurückhaben. *Jetzt.* Das war nicht gerecht. Es war nicht so, dass ich mich grundsätzlich gegen die Vorstellung wehrte, etwas zu verlieren. Oder dass bestimmte Verluste – der Tod zum Beispiel – zum Leben dazugehören. Aber mein Gesicht verlieren? Das ging zu weit.

Wenn ich irgendein atmendes Wesen sah – einen Menschen, einen Hund, eine Eidechse –, dachte ich: *Du hast dein Gesicht noch, über was solltest du dich also schon beklagen?* Ich dachte an all die Menschen, deren Gesicht entstellt war. An den echten Elefantenmenschen. Ich dachte: *Wenn ich jemals mein Gesicht zurückbekommen sollte, werde ich meine Wangen nie mehr für selbstverständlich halten. Ich werde mich nie mehr über die Krähenfüße beschweren, nicht ein verächtliches Wort mehr über Sommersprossen, Falten und alles, was damit zusammenhängt, verlieren. Ich werde jeden Morgen aufwachen und mein Gesicht begeistert und dankbar begrüßen, als sei es ein ebensolches Wunder wie die Jungfrauengeburt.*

Und da ich ein Retreat leitete, in dem es darum ging, hinter die Fassade zu schauen, wurde mir allmählich bewusst, dass im Grunde alles in Ordnung war. Ich ließ den Gedanken zunächst nur widerwillig zu, als sei ich eine Dreijährige, die einen Wutanfall hatte, weil ihre Lieblingspuppe verloren war, und dabei auf den Geschmack gekommen ist und auch weiterhin ein Riesentheater veranstaltet, obwohl die Puppe längst wieder da ist. Ich verkroch mich in mein Elend, als sei es ein gut eingetragener Lieblingsmantel. Weil ich mich darauf verstand. Weil ich wusste, wie das ging. Weil es mir in der Kindheit ein ständiger Begleiter gewesen war. Aber je deutlicher mir bewusst wurde, dass ich mein Gesicht nicht mehr als mein Erkennungszeichen benutzen konnte – den Sitz für das, was mich zu mir machte –, desto freier fühlte ich mich. Ohne mein Gesicht löste sich meine Identität in Luft auf. Wenn ich nicht mehr so tun konnte, als sei ich jemand Besonderes, wenn ich meine einzelnen Bestandteile nicht mehr zu einer Maske gerinnen lassen konnte, die in sich geschlossen und beherrscht wirkte, wehte gleichsam eine unerwartet frische Brise zur Tür herein.

Es war wie zu den Zeiten, in denen ich nicht schlafen kann und mich im Bett herumwälze, heiß und verschwitzt und in ein Knäuel fieberhafter Gedanken verstrickt. Dann erklingt ein gebetsmühlenartiger Satz in meinem Kopf: *Geh nach draußen. Geh vors Haus, und sieh dir den Himmel an. Nur eine Minute. Lausche auf die Stille der Nacht.* Wenn ich mich aus der hypnotischen Trance des Grübelns über das, was nicht stimmt, befreien kann und aufstehe, streife ich mir einen Pullover über, tappe zur Tür und trete unter das nächtliche Sternenzelt hinaus. Kühle. Kein Laut weit und breit. Millionen Glitzerpunkte. Das Herz schlägt ein-, zwei-, dreimal. Mein aufgewühlter Geist kommt zur Ruhe, verschmilzt mit der Weite. Überwältigt von einer Welt, die in nichts der Welt von vor zehn Minuten gleicht, der Welt, die ich fortwährend in meinem Kopf konstruiere, schlüpfe ich ins Haus zurück, als wäre auch ich ein winziger Lichtpunkt aus der grenzenlosen Weite, der durch einen seltsam fremd anmutenden Flur gleitet und mit jedem Schritt schwächer wird, bis ich wieder einschlafe.

Obwohl ich mein Gesicht verloren hatte, war Mitgefühl möglich, als es nötig wurde. Wenn es an der Zeit war, dass ich einen Vortrag hielt, kam dieser Vortrag zustande. Alles, was geschehen sollte – Fühlen, Lachen, Weinen, Denken, Schlafen, Sitzen, Gehen, Essen, Schmecken, Schlucken –, geschah ohne mein Gesicht. Etwas, was ich normalerweise nicht »ich« nennen würde, war immer noch da, obwohl das körperliche Merkmal, das ich am stärksten mit meiner Person assoziiert hatte, weg war. Darum also geht es bei diesem ganzen spirituellen Brimborium, dachte ich. Um diese unzerstörbare Präsenz, diese gegen Verlust gefeite Ganzheit. Das muss das sein, was bleibt, wenn alles, was sterben kann, tot ist, und alles, was verloren gehen kann, verschwunden ist.

Weil ich nun einmal bei einem Retreat war, beschloss ich, mein Gesicht als Kursbestandteil zu verwenden. Ich fragte die Teilnehmerinnen, was sie sahen, wenn sie mich anblickten. Waren sie der Meinung, dass ich ohne mein Gesicht immer noch »ich« war? Vor allem wollte ich, dass sie anhand ihrer Reaktionen auf mein fehlendes Gesicht erforschten, was sie über ihren eigenen Körper dachten. Waren sie immer noch sie selbst, wenn sie fünf Kilo zunahmen, wenn ihre Arme nicht so aussahen, wie sie ihrer Meinung nach aussehen sollten? Wenn sie einmal von den immer gleichen Gedanken in ihrem Kopf absahen, wie die Dinge sein sollten, wie sie sie gerne hätten und wie sie sein müssten, damit sie glücklich wären, lag dann noch irgendetwas wirklich im Argen? Was blieb, wenn sie nicht länger innerlich an dem festhielten, ohne was sie nicht zu leben können glaubten?

Monate zuvor hatten wir zusammen eine Spiegelübung gemacht. Ich hatte jede von ihnen gebeten, sich vor den Ganzkörperspiegel zu stellen und mir zu sagen, was sie sah. Es war mehr oder weniger bei allen dieselbe Litanei. »Ich sehe Monsteroberschenkel.« »Ich sehe glatte, strähnige Haare.« »Ich sehe ein grauenhaftes Doppelkinn.« »Ich sehe abartig lange Arme, wirklich, die reinsten Affenarme.« »Ich sehe die Cellulitis, die sich unter der Hose abzeichnet – widerlich.« »Der Anblick ist mir unerträglich. Ich halte es nicht aus, mich anzuschauen.« *Mein Körper und ich sind eins. An meinem Körper ist nichts gut, und deshalb ist auch an mir nichts gut.*

Dann forderte ich sie auf, ihren Körper erneut zu betrachten und diesmal bei den Augen anzufangen. Ich forderte sie auf, nicht nur auf die Farbe und die Form ihrer Augen zu achten, sondern zu prüfen, ob sie vielleicht noch mehr entdecken konnten, und zu überlegen, was es war, das da sah. Diejenigen, die das mit dem Sehen-was-sieht nicht ganz verstanden, forderte ich auf, sich zumindest ganz kurz einmal daran zu erinnern, wie es war, ein Kind zu sein, das noch nicht angefangen hat, die Gegenstände um sich herum zu etikettieren und zu benennen. Wie es war, etwas in Form und Farbe Besonderes zu sehen, bevor sie wussten, dass es eine Rose war, und bevor sie es mit anderen Rosen vergleichen konnten. Wie es war, etwas Kostbares zu entdecken, irgendetwas ganz Besonderes – einen Felsen, das Meer, die Hand ihrer Mutter –, bevor sie lernten, ihm einen Namen zu geben und es als etwas abzutun, was sie schon kannten.

Diesmal verstanden auf Anhieb alle, was ich meinte, als spräche ich eine geheime Sprache und als hätten sie nur darauf gewartet, sie zu sprechen, ohne sich dieses Wartens bewusst zu sein. Als sie vor den Spiegel traten, benutzten sie Worte wie *Strahlen, wertvoll, vollkommen offen.* »Ich sehe ein Wunder«, sagte eine. »Ich sehe Unschuld.« Sie sahen Schönheit und Liebenswürdigkeit und einen wahren Rausch an Farben und Formen, als sie ihre Gesichter betrachteten, die Beine, die sie trugen, die Arme, die ihre Kinder hielten. Eine Frau erging sich in einem wahren Begeisterungsschwall über ihren eigenen Körper (und das, was ihn sah) und fragte dann: »Geneen! Hypnotisierst du mich etwa?« Sie konnte sich nicht entsinnen, sich während ihres Erwachsenenlebens je anders als mit Verachtung betrachtet zu haben. Ich erwiderte, meiner Meinung nach sei sie eher bislang hypnotisiert gewesen – und der Hass, den sie auf sich selbst hege, sei das Ergebnis.

Bei unserem Gesichts-Retreat erklärte fast jede, mein Gesicht sei ihr eigentlich nur einen flüchtigen Moment lang aufgefallen. Offenbar ist ein Gesicht nur das Tor zu etwas, was darüber hinausgeht. Zu dem, was eine Teilnehmerin »die Essenz der Essenz« nannte. (Nicht jede äußerte sich so abgehoben. Eine sagte auch nur: »Ach, eine allergische Reaktion! Ich habe mich schon gefragt, warum du so mitgenommen und alt aussiehst.«)

»Und ist es das, was ihr angesichts eures Körpers empfindet? Dass er das Tor zu dem ist, was über ihn hinausgeht? Zu etwas Substanziellem?«, fragte ich.

Nein, nicht so richtig. Nein, eigentlich nicht. Ganz und gar nicht. Machst du Witze?

Eine meldete sich zu Wort: »Was, wenn ich den wesentlichen Teil übersähe? Was, wenn ich wirklich ein absolutes Wrack wäre?«

»Das kann gar nicht sein«, entgegnete ich. »Sieh noch mal genau hin.« Dann erzählte ich ihr die Geschichte eines Derwischs namens Mullah Nasrudin, der kostbare Ware über die Grenze schmuggelte und dabei auf meisterliche Weise die Kontrollen der Wachen umging. Vier Jahre lang marschierte er täglich hin und zurück, und bei jedem Mal wussten die Wachen, dass er wertvolle Güter versteckte, die er für unverschämt viel Geld auf der anderen Seite der Grenze verkaufte. Aber trotz ihrer gründlichen Untersuchungen und der Tatsache, dass sie sehen konnten, dass er immer wohlhabender wurde, konnten sie in dem Sattel des Esels, auf dem er ritt, nichts finden. Schließlich, Jahre später, nachdem Nasrudin in ein anderes Land gezogen war, sagte ein Grenzwächter: »Also gut, jetzt kannst du es mir ja erzählen. Was hast du denn seinerzeit geschmuggelt?« Nasrudin lächelte breit: »Mein lieber Freund«, sagte er, »ich habe Esel geschmuggelt.«

Es ist deutlich sichtbar versteckt. Das offene Geheimnis. Jeden Tag sind wir in Kontakt mit dem, was nicht versehrt ist. Aber wir sind so damit beschäftigt, auf die Millionen Details des Alltags zu achten, dass es uns entgeht. Egal ob wir ihm einen Namen geben oder nicht, es ist immer da. Egal ob wir darauf achten oder nicht, es verschwindet nicht.

Denken Sie an einen Moment, in dem Sie über das hinausgehoben wurden, was Sie normalerweise als »ich« definieren. In dem die Zeit stillstand. In dem Sie das Gefühl hatten, als würden sich die Ränder des normalen Lebens auflösen und als würde sich eine Tür zu einer anderen Dimension öffnen. Vielleicht ist dies nur einmal geschehen, als Sie mitten im Regenwald standen oder als Sie Ihr erstes Kind gebaren. Vielleicht geschah es, als Sie zwanzig waren und Drogen nahmen. Vielleicht geschieht es jedes Mal, wenn Sie in der Natur sind, oder wenn Sie plötzlich ohne besonderen Grund glücklich sind. Fünf Minuten zuvor waren Sie noch genervt. Die Sonne war zu heiß. Ihre Kinder kreischten, oder Ihr Chef brüllte herum, und Sie hassten Ihr Leben. Und plötzlich erhaschten Sie einen Blick auf die Schönheit, und es war, als habe jemand die Gittertür geöffnet und Sie aus dem eisernen Gefängnis Ihrer Gedanken entlassen. In der Außenwelt hat sich seit dem Augenblick zuvor nichts geändert, und trotzdem sieht alles anders aus, fühlt sich anders an und ist anders.

Zu den zahlreichen Beweggründen für zwanghaftes Essen gehört auch das Streben, die Sehnsucht, der Versuch, den Kontakt zu dem Teil der eigenen Person herzustellen, der schon heil und ganz ist. Wenn Sie Menschen, die von einem gestörten Essverhalten nicht loskommen, nach den Gründen fragen, aus denen sie zum Essen greifen, sagen sie Dinge wie: »Ich wünsche mir Frieden. Stille. Wünsche mir, mich eine Zeit lang selbst zu vergessen. In eine andere Sphäre zu entschweben.« Es ist, als ob das Wissen um die Weite jenseits der persönlichen Sorgen schon da wäre und sie das Essen benutzen würden, um den Zugang zu ihr zu finden. Was – und das ist keine Überraschung – den Kummer nur noch verstärkt. Denn mag der Versuch an sich auch ehrenwert sein, die Mittel, mit denen sie Zugang zu dieser Weite zu erlangen suchen, bringen doch Entfremdung, Isolation und Leiden hervor.

Und irgendwann hängt uns der Versuch, an uns selbst herumzubessern, so zum Hals heraus, dass wir es aufgeben. Wir erkennen, dass wir nie in der Lage sein werden, uns zu einem perfekten Menschen zu machen. Dass wir nie in der Lage sein werden, uns in jemand anderen zu verwandeln. Daher versuchen wir es nicht weiter. Wir erkennen, dass es kein Ziel, keinen Endpunkt, keine Prüfung gibt, die wir absolvieren müssen. Niemand zählt die Punkte. Niemand beobachtet uns und entscheidet, ob wir es wert sind weiterzukommen. Einer meiner Lehrer sagte einmal: »Du kannst nur festhängen, wenn du versuchst, irgendwohin zu kommen.« Irgendwann erkennen wir, dass die Energie, die wir investiert haben in das, was an uns nicht in Ordnung war, das ständige Bemühen, unsere Makel auszumerzen, genau das war, was uns von dem Gefühl der Ganzheit fern gehalten hat. Wenn Sie meinen, Ihre Aufgabe bestünde darin, die eigenen Mängel zu beheben, finden Sie immer mehr fehlerhafte Stellen, die nach Ausbesserung verlangen. Ist ja immerhin besser, als gar keine Beschäftigung zu haben. Zumal bei der gegenwärtigen Wirtschaftslage.

Ich zitiere eine meiner Retreat-Teilnehmerinnen:

Während des Retreats wurde mir klar, wie viel ich getan habe, um wiedergutzumachen, dass ich ich bin. Wie sehr ich danach gestrebt und mich bemüht habe zu korrigieren, was ich an mir selbst verkehrt finde. Ich beginne zu verstehen, dass im Grunde niemand grundsätzlich daneben ist, dass jedes Baby mit einem intakten Selbstwertgefühl geboren wird – aber in meinem Nervensystem scheint irgendetwas fehlgeleitet: Ich muss wiedergutmachen, dass ich ich bin. Ich darf meinen Impulsen nicht folgen, denn wenn ich (das verkorkste Ich) sie verspüre, kann irgendetwas daran nicht in Ordnung sein. Und deshalb muss ich genau das tun, was ich nicht tun will; denn erst wenn es schwierig wird, wenn ich leide, bin ich wohl auf dem richtigen Weg. Das Schwierige, das Leiden wird irgendwie den Zähler auf Null stellen, den Defekt beseitigen.

Meine Sehnsucht nach spirituellem Erwachen ist maßgeblich aus dem Wunsch entstanden, gut zu sein. Als gäbe es im Himmel eine große Mutter, die beobachtet, was ich tue, und mir Fleißbildchen schenkt, weil ich morgens aufstehe und meditiere. Weil ich so viel, so hart und seit so vielen Jahren an mir arbeite. Mir scheint, ich sollte herausfinden, was ich dafür tue, mich selbst in ein gutes Licht zu rücken, und was ich dafür tue, besser zu werden. Was ich tue, um möglichst glänzend dazustehen, und was ich tue, um etwas zu bekommen, was ich meiner Meinung nach nicht habe, um jemand zu sein, der ich meiner Meinung nach nicht bin. Ich bin es so leid zu suchen – und nichts zu finden –, dass ich es aufgegeben habe. Es macht mir Angst, das zu sagen. Es gleicht dem Moment, in dem ich die Diäten aufgegeben habe. Ich hatte das Gefühl, eine Sünde zu begehen, als ich der Welt und mir selbst verkündete, dass ich Vertrauen in mich selbst haben kann. Das hier ist ein anderes Aufgeben: Ich bin nicht länger darauf bedacht, dafür zu büßen, dass ich als ich geboren bin. Ich bin jetzt so weit. Ich spüre es in meinem Körper. Ich glaube nicht mehr, dass ich ein Wrack bin. Oder dass es, wenn ich es doch bin, nicht eine Möglichkeit gäbe, den Schaden zu beheben.

Eins kann ich mit Sicherheit sagen: Jedes Mal wenn ich aufhöre, gegen das anzukämpfen, was nun einmal so und nicht anders ist, geschieht etwas. Mit jeder Retreat-Teilnehmerin geschieht etwas, wenn sie aufhört, ihre vertraute Leier über Angst, Unzulänglichkeit und Leere abzuspulen. Ich weiß nicht, wie ich diesen Umschwung oder das belebende Gefühl, das sich in der Folge einstellt, genau benennen soll, aber ich weiß, was ich dabei empfinde: Erleichterung. Grenzenloses Wohlbefinden. Es ist wie ein Destillat aus sämtlichen süßen Düften, allem überwältigend Schönen, allen zauberhaften Melodien, die Sie je gehört haben. Es fühlt sich an wie die Essenz der Zärtlichkeit, des Mitgefühls, der Freude und des Friedens. Wie die Liebe selbst. Und in dem Augenblick, in dem Sie dies spüren, erkennen Sie darin niemand anderen als sich selbst, und Sie begreifen, dass Sie die ganze Zeit hier waren und auf Ihre eigene Rückkehr gewartet haben.

Wenn Sie dieses Gefühl vergessen, und das passiert einfach immer wieder, verstehen Sie plötzlich, dass Freundlichkeit – einer Pflanze, einem Tier, einem Fremden, einem Partner gegenüber – Sie ihm wieder näherbringt. Dass Sie es stärken und nähren, indem Sie gut für Ihren Körper sorgen. Dass Sie es stärken und nähren, indem Sie sich um das Wohl der Erde kümmern. Und dass Sie sich von jeder Sache oder Person abwenden würden, die von Ihnen verlangt, diesen Zustand aufzugeben, denn ihn haben Sie herbeigewünscht, ihn haben Sie ersehnt, ihn haben Sie von Anbeginn der Zeiten geliebt. Sie wissen, ohne zu wissen, woher Sie es wissen, dass jeder Schritt, den Sie je getan haben, jeder Mensch, den Sie je geliebt haben, jede Aufgabe, die Sie je erledigt haben, Teil eines höheren Ganzen war und mit ihm in absolutem Einklang stand. Dass Sie in solchen Momenten wieder ganz bei sich waren. Und dass die Hölle nichts anderes ist, als den Bezug zu diesem höheren Ganzen zu verlieren. Der Himmel ist schon da, hier auf Erden.

KAPITEL SECHS

Sich wieder lieben lernen

An der Highschool träumte ich davon, die Beine von Melissa Morris, die Augen von Toni Oliver und das Haar von Amy Breyer zu haben. Meine Haut, meine Brüste und meine Lippen gefielen mir, aber alles andere musste weg. Zwischen zwanzig und dreißig träumte ich davon, von meinen Oberschenkeln und Armen Scheiben wegzuschneiden, als wäre ich ein Truthahn, der tranchiert werden sollte. Ich war mir sicher: Wenn ich das wegschneiden könnte, was nicht gut war, würden nur die guten Teile – die schönen, die schlanken Teile – übrig bleiben.

Ich glaubte, es gäbe irgendwo am Ende des Weges ein Ziel, einen Ort, an dem ich ankommen und für immer Frieden haben würde. Und weil ich zudem glaubte, diesen Ort würde ich erreichen, wenn ich mit mir selbst streng ins Gericht ging, mich schämte und hasste, glaubte ich auch an Diäten.

Diäten wurzeln in der unausgesprochenen Angst, eine Amokläuferin, eine Mahlzeitenterroristin, eine Irre zu sein. In der Überzeugung, man werde irgendwann alles zerstören, was man liebt, und müsse deshalb gestoppt werden. Eine Diät birgt nicht nur die Verheißung auf einen anderen Körper, sondern auch auf ein anderes Leben. Wenn Sie sich stark genug hassen, werden Sie sich irgendwann lieben. Wenn Sie sich heftig genug quälen, werden Sie sich irgendwann in einen innerlich ruhigen, gelassenen Menschen verwandeln.

Obwohl die Vorstellung, Hass würde zu Liebe und Quälerei zu Gelassenheit führen, völlig abwegig ist, hypnotisieren wir uns dahingehend, dass wir glauben, der Zweck heilige die Mittel. Wir behandeln uns und den Rest der Welt, als könnten Verzicht, Bestrafung und Scham eine Änderung bewirken. Wir behandeln unseren Körper, als wäre er unser eigentlicher Feind und das einzig akzeptable Ergebnis seine Vernichtung. Wir sind felsenfest davon überzeugt, dass Hass und Quälerei das gewünschte Resultat zeitigen. Und obwohl mir noch nie jemand begegnet ist – wirklich niemand –, bei dem der Krieg gegen den Körper zu einer langfristigen Veränderung geführt hat, klammern wir uns weiter an den Glauben, dass es nur noch ein bisschen mehr Abscheu vor uns selbst brauche, schon könnten wir gewinnen.

Ein Talkshow-Moderator fragte mich einmal, wie Menschen ihre Beziehung zum Essen verändern könnten. Als ich antwortete, der erste Schritt sei die Einsicht, sagte er: »Was? Das soll alles sein? Sie wollen uns weismachen, man würde sich ändern, wenn man sich *versteht*?«

Ja, das ist der erste Schritt. Denn erst wenn Ihnen klar ist, was Sie über sich selbst denken, ist echte Veränderung möglich. Selbst wenn Sie das Glück haben, dass Ihnen jeder einzelne Wunsch erfüllt wird, den Sie zu hegen meinen, wird derjenige, der diese Dinge bekommt – Ihr Selbstgefühl – immer noch arm, verzweifelt und dick sein.

Selbst wenn Geld oder Liebe oder schlanke Oberschenkel für Sie vom Himmel fallen, können Sie noch immer den Eindruck haben, von allem abgetrennt zu sein, was am Leben schön ist.

Gleich wie die aktuelle Situation aussieht, Ihre innersten Überzeugungen werden Sie stets – in hundert Prozent der Fälle – zu den vertrauten Mustern zurückführen, die Sie mit sich selbst verbinden. Sie werden zu der alten Überzeugung zurückkehren, dass Sie Ihr natürliches Gewicht unmöglich halten können. Dass es nicht wahr sein kann, wenn Sie bekommen haben, was Sie sich wünschten. Dass jemand, der Sie aufrichtig liebt, unattraktiv, oberflächlich oder dumm sein muss. Sie fühlen sich wie eine Hochstaplerin, die das Leben eines anderen Menschen lebt. Und Sie schlüpfen wieder in Ihre alte Haut und richten sich in dem von Lieblosigkeit geprägten Leben ein, in der Form, die Ihnen vertraut ist.

Solange Sie nicht begreifen, dass Ihr Fokus auf Verderben und Verdammnis liegt, auf dem Pakt mit einem zwanghaften Essverhalten und all seinen Problemen, solange Sie nicht erkennen, dass Sie, wenn auch unbewusst, daran festhalten, wird sich keine dauerhafte Veränderung einstellen, denn Sie kämpfen gegen Ihre natürlichen Neigungen an. Sie setzen sich über die innersten Überzeugungen hinweg, die Sie in Bezug auf das Leben hegen.

Die äußere Form Ihres Körpers passt sich Ihren Überzeugungen zum Thema Liebe, Werte und Möglichkeiten im Leben an. Um Ihren Körper zu verändern, müssen Sie zunächst verstehen, was ihm seine Form verleiht. Nicht ihn bekämpfen. Nicht ihn zwingen. Nicht ihm alles Mögliche versagen. Nicht sich für ihn schämen. Sondern ihn einfach nur akzeptieren und – ja, verstehen. Denn wenn Sie sich das Schlanksein mit Gewalt und Entbehrungen und Scham erkaufen, enden Sie als emotional verhungerter, beschämter und verängstigter Mensch, der nebenbei auch vorübergehend schlank ist. Wenn Sie nicht freundlich mit sich selbst umgehen (indem Sie beispielsweise Witze über sich reißen oder sich drohen), werden Sie zu einem seelisch lädierten Menschen, gleich wie viel Sie wiegen. Wenn Sie sich verteufeln, wenn

Sie einen Teil Ihrer selbst gegen einen anderen ausspielen – Ihren eisernen Willen gegen Ihren unstillbaren Hunger –, fühlen Sie sich irgendwann zerrissen und angespannt und fürchten, der Teil von Ihnen, den Sie weggesperrt haben, könnte das Kommando übernehmen und Ihr Leben ruinieren, wenn Sie am wenigsten darauf vorbereitet sind. Das Abnehmen mit einer Methode – egal welcher –, bei der Sie sich sagen, dass Sie das ganze Universum verschlingen würden, wenn man Sie Ihren wahren Impulsen überließe, ist so, als würden Sie einen Wolkenkratzer auf Sand bauen: Ohne Fundament fällt das neue Gebäude in sich zusammen.

Wenn eine Veränderung von Dauer sein soll, muss sie zuerst auf unsichtbarer Ebene stattfinden. Am Anfang stehen Einsicht, Selbsterforschung, Offenheit. Die Erkenntnis, dass Sie Ihre Art zu essen brauchen, um zu überleben.

Ich erkläre meinen Retreat-Teilnehmerinnen, dass es *immer* absolut triftige Gründe gibt, aus denen man übermäßig zu essen beginnt. Solange Sie aber nicht anerkennen, dass Ihr Verhalten grundsätzlich plausibel ist, und es sich daher nicht zur Aufgabe machen, die unausgesprochenen, unsichtbaren Muster, von denen Sie sich leiten lassen, aufzudecken und sich nicht länger in eine Richtung zu bewegen, die Ihr Verstand Ihnen diktiert, so lange führen Sie einen Krieg gegen sich selbst, egal wie viel Sie wiegen. Der Glaube an die Notwendigkeit des Krieges ist der Dreh- und Angelpunkt, nicht das Gewicht, denn wenn wir uns von diesem Glauben lösen, folgt auch die Befreiung von den überschüssigen Pfunden.

Unsere Arbeit im Retreat besteht nicht darin, Ihr Verhalten zu ändern, sondern es so bewusst, neugierig interessiert und einfühlsam zu begleiten, dass die Lügen und die in der Vergangenheit getroffenen Entscheidungen, auf denen das zwanghafte Verhalten beruht, deutlich werden und sich erübrigen. Wenn Sie nicht mehr glauben, dass das Essen Ihnen das Leben rettet, sobald Sie sich erschöpft oder überfordert oder einsam fühlen, hören Sie auf zu essen. Wenn Sie an sich selbst stärker glauben als an das Essen, hören Sie auf, das Essen zu benutzen, als sei es Ihre einzige Chance, nicht zusammenzubrechen. Wenn die Form Ihres Körpers nicht länger sichtbares Abbild Ihrer Überzeugungen ist, purzeln die Pfunde. Ja, so einfach ist es tatsächlich.

Sie hören auf, zum Essen Zuflucht zu nehmen, wenn Sie körperlich und nicht nur mit dem Verstand zu erfassen beginnen, dass es etwas Besseres gibt als die Hinwendung zum Essen. Und wenn Sie dann abnehmen, halten Sie Ihr Gewicht langfristig.

Die Wahrheit, nicht Gewalt, beendet ein zwanghaftes Essverhalten.

Bewusstheit, nicht Selbstkasteiung, hat Einfluss darauf, was Sie essen.

Präsenz, nicht Scham, führt zu veränderter Selbstwahrnehmung und bringt Sie dazu, auf andere Dinge zu bauen.

Wenn Sie aufhören, zu kämpfen und zu leiden, wenn Sie aufhören, sich selbst zu manipulieren und zu kontrollieren, wenn Sie wirklich loslassen und auf die wahre Botschaft dessen hören, was da ist – dann wird etwas Größeres als Ihre Angst Ihre Aufmerksamkeit fesseln. Und wenn Sie diese Offenheit und Leichtigkeit erst einmal wiederholt erlebt haben, werden Sie lernen, in etwas zu vertrauen, was unendlich viel stärker ist als ein paar Regeln, die irgendwelche anderen Leute aufgestellt haben: in Ihr eigenes Wesen.

Der Dichter Galway Kinnell beschreibt in seinem Gedicht über den heiligen Franziskus und die Sau, dass es manchmal nötig sei, einem Wesen wieder klarzumachen, wie liebreizend und schön es ist.

Meinen Retreat-Teilnehmerinnen sage ich, dass wir nichts anderes tun, als uns selbst wieder lieben zu lernen.

Nachdem ich mit den Diäten aufgehört hatte und mein Gewicht sich normalisierte, wurden noch einmal einige der Überzeugungen hochgeschwemmt, die meine Beziehung zum Essen aufrechterhalten hatten: der ständige Drang, erfolgreich zu sein, und die Unfähigkeit, zur Ruhe zu kommen oder mit dem zufrieden zu sein, was ich machte, hatte oder liebte.

Egal was ich dachte, tat oder schrieb, es waren die falschen Gedanken, die falschen Bücher. Wenn ich unglücklich war, wenn ich mich nach etwas sehnte, was ich nicht hatte, wenn ein anderer es hatte (egal was) und ich nicht, wusste ich, wer ich war.

Wo andere einen ersten Lichtstreif am Horizont sahen, sah ich Dunkles heraufziehen. Wo sie Liebe sahen, sah ich Langeweile. Wo sie Frieden sahen, sah ich Ersticken. Zufriedenheit machte mich nervös. Glück machte mich auf einer Ebene ängstlich, die ich nicht erklären konnte. Aber meinen Weltschmerz loszulassen fühlte sich an, als würde ich die Welt loslassen, die ich kannte. Es fühlte sich an, als würde ich Verrat an dem Kind begehen, das verzweifelt, dick und einsam groß geworden war.

Als mein stummer Pakt mit dem Unglücklichsein durch die in diesem Buch beschriebenen Methoden ans Licht kam, war ich schon mit Matt verheiratet und hatte mehr finanziellen und irdischen Erfolg als 95 Prozent der Weltbevölkerung. Wenn Sie mich gesehen hätten, wären Sie nie darauf gekommen, was da unter der Oberfläche brodelte. Aber ich ertappte mich dabei, wie ich meinen Mann anstarrte und dachte: Wer bist du eigentlich? Ich hasse diese Hose, die Art, wie du dein Müsli kaust. Warum hab ich dich überhaupt geheiratet? Dann sah ich mir meinen Bekanntenkreis an, mein Wohnviertel und mein Leben, und hatte das Gefühl, in der falschen Haut zu stecken.

Wenn Sie die unbewusste Überzeugung hegen, bei Ihnen sei im Kern etwas faul, dann glauben Sie auch, Sie müssten diesen Makel verbergen, damit Sie überhaupt einer lieben kann. Sie schämen sich, Sie selbst zu sein. Mit aller Macht versuchen Sie, Ihre Minderwertigkeit in puncto Aussehen, der Art zu gehen und zu fühlen, zu kompensieren. Entscheidungen sind eine Qual, denn wie können Sie Ihren Entscheidungen trauen, wo doch mit Ihnen, der Person, die die Entscheidung trifft, etwas nicht stimmt? Sie zweifeln an Ihren eigenen Impulsen und entwickeln auf diese Weise eine wahre Meisterschaft darin, außerhalb Ihrer selbst nach Trost zu suchen. Sie werden zu einer Expertin darin, Experten und Methoden aufzuspüren, sich immer noch mehr ins Zeug zu legen und dafür abzustrampeln, sich selbst zu ändern, aber dieser ganze Prozess bestätigt Sie nur erneut in dem, was Sie ohnehin schon von sich glauben – dass man Ihren Bedürfnissen und Entscheidungen nicht trauen kann und Sie die Kontrolle verlieren, sobald man Sie sich selbst überlässt.

Diäten sind der Ausdruck Ihrer Überzeugung, Sie müssten dafür büßen, dass Sie Sie sind und überhaupt wert sind zu existieren. Diäten sind nicht die Ursache dieser Überzeugung, sie sind vielmehr eine sichtbare Folge. Solange Sie diese Überzeugung nicht durchschaut und kritisch hinterfragt haben, wird auch ein noch so großer Gewichtsverlust nicht den Teil Ihrer selbst berühren, der davon überzeugt ist, dass mit ihm etwas nicht stimmt. Ein Leben, in dem die Beziehung zum Essen ein einziges Leiden ist, passt genau zu der Definition, die Sie sich über Ihr Leben zurechtgelegt haben. Ihnen erscheint es plausibel, dass Hass zu Liebe und Quälerei zu Seelenfrieden führt, denn Sie glauben, dass Sie die Schlechtigkeit aus sich heraushungern, sie durch Entbehrungen und

Selbstbestrafung austreiben müssen. Im Grunde ist Ihnen Ihr Übergewicht durchaus willkommen, denn wenn Sie Ihr natürliches Gewicht hätten, entspräche das nicht Ihren Überzeugungen vom Lauf des Lebens. Aber sobald diese Überzeugungen und die daraus resultierenden Entscheidungen infrage gestellt werden, verlieren Diäten und das Gefühl, sich im eigenen Körper nicht wohlzufühlen, ihren verführerischen Reiz. Nun erscheint einzig Freundlichkeit sinnvoll. Alles andere ist eine Qual.

Sie sind kein Fehlgriff der Natur. Sie sind kein Problem, das aus der Welt geschafft werden muss. Aber dahinter kommen Sie erst, wenn Sie bereit sind, nicht mehr mit dem Kopf gegen die Wand zu schlagen, sich zu schämen, in einen Käfig zu sperren und Angst vor sich selbst zu haben. Der Sufi-Dichter Rumi schrieb über Vögel, die fliegen lernen: »Wie lernen sie es? Sie fallen, und im Fallen bekommen sie Flügel.«

Wenn Sie warten, bis Sie die Augen von Toni Oliver und die Haare von Amy Breyer haben, wenn Sie mit der Achtung vor sich selbst warten, bis Sie das Gewicht haben, das Sie Ihrer Meinung nach haben müssen, um sich achten zu können, dann werden Sie sich nie achten; denn wenn Sie Ihr Ziel erreichen, werden Sie sich erneut die Rückmeldung geben, dass mit Ihnen etwas nicht stimmt und Sie Ihren Impulsen, Sehnsüchten, Träumen, Ihrem Wesen nicht trauen können – ganz gleich, wie viel Sie wiegen.

Eine Retreat-Teilnehmerin schrieb vor Kurzem:

Die Veränderungen in meinem Körper (ich habe fünfundzwanzig Pfund abgenommen, und das ist noch das Wenigste) bringen in keiner Weise die Veränderungen in meinem Leben zum Ausdruck. Es ist eine permanente Reise des Erinnerns … das Gefühl, lebendig zu sein statt eine wandelnde Tote … Situationen wirklich zu erleben, wundervolle, herrliche Momente echter Freude (und dieses Wort benutze ich nicht so schnell) … Stolz, Kraft und Hoffnung aufsteigen zu spüren, wenn ich bei meinen Gefühlen bleiben kann, statt auf Autopilot zu schalten und mich aufs Essen zu stürzen … in der Lage zu sein, nett und freundlich und einfühlsam mit mir selbst umzugehen, statt mich wie ein Nervenbündel zu fühlen … Und das Kostbarste für mich ist, dass ich Liebe zu mir selbst spüren kann – und ausgehend davon Liebe für meine Kinder, meinen Partner, die Leute auf der Straße. Jahrelang wusste ich, wie wichtig es ist, mich selbst zu lieben, aber ich konnte diesen Gedanken immer nur mit dem Verstand begreifen und nie mit dem Herzen.

Entweder Sie sind bereit, an die Freundlichkeit zu glauben, oder Sie sind es nicht. Entweder Sie sind bereit zu glauben, dass Sie grundsätzlich geistig zurechnungsfähig sind, oder Sie sind es nicht. Wenn Sie Flügel bekommen wollen, müssen Sie bereit sein zu glauben, dass Sie zu mehr auf diese Erde geschickt wurden als zu Ihren endlosen Versuchen, achtzig Jahre lang dreihundertmal die gleichen fünfzehn Kilo abzunehmen. Und dass Güte und Schönheit möglich sind, auch bei etwas so Profanem wie dem, was Sie sich zum Frühstück in den Mund schieben. Ab jetzt.

Sobald Sie die ersten Schritte getan haben, sobald Sie anfangen, sich mit der Freundlichkeit zu begegnen, die Ihrer Meinung nach nur schlanke oder perfekte Menschen verdienen, werden Sie unweigerlich die Entdeckung machen, dass die Liebe Sie letztendlich doch nicht im Stich gelassen hat.

Teil zwei

Umsetzung in die Praxis

KAPITEL SIEBEN

Tiger im Kopf

Egal wie weit Sie in irgendeinem anderen Bereich Ihres Lebens sind, egal was Sie sagen oder glauben, egal für wie kultiviert oder erleuchtet Sie sich halten – wie Sie essen, sagt alles.

Mist!

Aber sehen Sie es doch einmal so: Der Wunsch zu essen, wenn Sie keinen Hunger haben, macht deutlich, was Sie wirklich vom Leben hier auf Erden halten – er spiegelt die ganze Bandbreite Ihrer inneren Überzeugungen zum Thema Fühlen, Leiden, Empfangen, Nähren, Fülle, Sich-Ausruhen, Genug-Haben wider. Und sobald Sie diese Überzeugungen kennen, können Sie anfangen zu hinterfragen, ob sie zutreffend sind.

In dem Moment, in dem Sie zu Kartoffelchips greifen, um Ihren Gefühlen auszuweichen, sagen Sie im Grunde: »Ich habe keine andere Wahl, als mich zu betäuben. Manche Dinge können nicht gefühlt, verstanden oder aufgearbeitet werden.« Sie sagen: »Eine Veränderung ist unmöglich, und daher kann ich auch gleich essen.« Sie sagen: »Allen anderen geht es gut, nur mir nicht, also kann ich auch gleich essen.« Sie sagen: »Irgendetwas an mir ist von Grund auf verkehrt, und deshalb kann ich auch gleich essen.« Oder: »Essen ist für mich das einzig wahre Vergnügen im Leben, und deshalb kann ich mich ihm auch gleich hingeben.«

Wenn Sie anfangen, Ihre innersten Überzeugungen zu hinterfragen, versuchen Sie nicht, sie zu korrigieren, zu verändern oder zu verbessern. Sie atmen tief ein und aus und dann noch einmal. Sie achten auf die Empfindungen in Ihrem Körper – ist da ein Prickeln oder Pulsieren, ein Wärme- oder Kältegefühl? Sie machen sich bewusst, was Sie spüren, und auch wenn Sie dieses Gefühl immer als »Traurigkeit« bezeichnet haben, sind Sie so neugierig darauf, als gäbe es kein Wort, das sich mit ihm in Verbindung bringen ließe, kein passendes Etikett, mit dem man es versehen könnte – so, als würde es Ihnen zum allerersten Mal begegnen. Ist es ein Knoten aus blau verbrannter Asche in Ihrer Brust? Fühlt es sich an wie ein Loch im Herzen? Öffnet oder verändert es sich, wenn Sie es zur Kenntnis nehmen?

Solche Fragen führen Sie wie über eine Brücke von der Person, für die Sie sich halten, zu der Person, die Sie in Wirklichkeit sind. Von dem, was Sie sich aufgrund der Geschichten aus Ihrer Vergangenheit selbst erzählen, zu dem, was Sie jetzt aufgrund Ihrer unmittelbaren Erfahrung spüren. Und das erlaubt Ihnen, zwischen überholten, vertrauten Mustern und der gegenwärtigen, lebendigen Wahrheit zu unterscheiden.

Ich war jahrelang in Therapie, habe mich jahrelang in verschiedenen Meditationsformen geübt. Ich wusste, wie ich in den Wunden meiner Kindheit wühlen und wie ich darüber hinwegkommen konnte, wie ich den Schmerz heilen konnte, schlecht behandelt worden zu sein, und wie ich den Kontakt zu dem Teil meiner selbst herstellen konnte, der nie schlecht behandelt worden war. Doch wenn die Meditation und das Schweben in strahlenden Sphären vorüber waren, landete ich unsanft auf dem Boden der Realität und war wieder mit meiner alltäglichen Persönlichkeit konfrontiert, als hätten die beiden nichts miteinander zu tun. Der Übertragungseffekt ist ja eine der positiven Auswirkungen des Meditierens, die einem immer versprochen wird, doch bei mir klappte das überhaupt nicht. Wenn ich mich mitten in einem Streit wiederfand, wich meine in täglicher halbstündiger Übung erworbene Gelassenheit auf der Stelle meinen alteingeschliffenen Standardüberzeugungen: Trau keinem über den Weg; Liebe tut weh; wenn ich jetzt nicht alles nehme, bleibt nichts mehr für mich übrig.

Das Meditieren lehrte mich, über den eigenen Tellerrand und die alltäglichen Dinge des Lebens hinauszuschauen, aber ich wollte lernen, in meinem Alltag zu leben. Und zwar, wie William James sagte, wie eine Flamme leuchtend und ab sofort. »Ausnahmen: keine.«

Als ich mich dann intensiv mit einem geistigen Weg namens Diamond Approach beschäftigte, erlernte ich eine Version der Selbsterforschung – eine philosophisch-wissenschaftlich-psychologisch-spirituelle Methode, die in verschiedenen Formen seit Jahrtausenden existiert. Sie ging vom Körper aus und begann immer im gegenwärtigen Augenblick, mit meiner unmittelbaren Erfahrung. Jeanne Hay, meine Lehrerin, sagte: »Du legst dich zu sehr ins Zeug, du arbeitest zu viel, du warst zu lange in Therapie.« Sie sagte: »Fang an, zur Kenntnis zu nehmen, was schon da ist, statt zu versuchen, alles zu verändern. Achte auf das, was du jetzt schon fühlst. Trauer. Langeweile. Glück. Hunger. Verzweiflung. Begeisterung.« Sie sagte, wenn ich neugierig sei auf die schwergewichtigen Objekte (meine alten Überzeugungen), die meine Aufmerksamkeit beanspruchten, würden sie sich verändern, öffnen, auflösen.

Zuerst glaubte ich ihr nicht. Diese Art der Selbsterforschung setzt voraus, dass man ganz in ein Gefühl hineingeht, und genauso wie meine Kursteilnehmerinnen von heute dachte ich damals, ich würde in Traurigkeit ertrinken oder vor Wut Amok laufen. Ich dachte, nur wenn ich die Gefühle auf sicherer Distanz hielte, wäre ich in der Lage, meinen Alltag zu bewältigen; wenn ich ihnen hingegen auf den Grund ginge und mich selbst erforschte, verlöre ich den Boden unter den Füßen.

Aber es stellte sich heraus, dass es nicht dasselbe ist, bei den Gefühlen zu bleiben und in ihnen zu ertrinken. Durch Bewusstheit (die Fähigkeit zu erkennen, was man fühlt) und Präsentsein (die Fähigkeit, in ein Gefühl ganz hineinzugehen und gleichzeitig etwas zu spüren, was größer ist als dieses Gefühl) können Sie bei dem bleiben, was Sie Ihrer Meinung nach zu vernichten droht – ohne tatsächlich davon vernichtet zu werden. Sie können bei den großen emotionalen Beben wie Kummer oder Entsetzen ausharren. Bei den kleinen emotionalen Erschütterungen wie Unlust oder Traurigkeit.

Auf dem Weg von der Obsession zum Hinspüren und weiter zum Präsentsein geht es nicht darum, unser »verletztes inneres Kind« zu heilen oder jedes Fitzelchen Wut oder Kummer zu fühlen, die wir nie zugelassen haben, weil wir erst dann erfolgreich, schlank und glücklich sein können. Wir versuchen nicht, unsere Einzelteile wieder zusammenzusetzen. Wir nehmen zwar die Person auseinander, für die wir uns halten. Doch wir spüren unseren Gefühlen nicht nach, damit wir unseren Eltern anschließend vorwerfen können, sie hätten uns nicht genügend verzärtelt; wir spüren ihnen nicht nach, damit wir auf Kissen eindreschen und unsere Wut gegenüber jedem äußern können, dem wir sie nie gezeigt haben. Wir spüren ihnen nach, weil Gefühle, denen wir nie Beachtung geschenkt haben, uns den Blick verstellen und uns so daran hindern herauszufinden, wer wir eigentlich sind. Solange wir weiter in der Rolle des Kindes verharren, das von einem nicht richtig präsenten Elternteil verletzt wurde, werden wir nie erwachsen werden. Wir werden nie erfahren, wer wir wirklich sind. Wir werden weiter nach der Mutter oder dem Vater suchen, die beziehungsweise der nie aufgetaucht ist, und vergessen zu sehen, dass diejenige, die sucht, kein Kind mehr ist.

Catherine Ingram erzählt in ihrem Buch *Leidenschaftliche Präsenz, strahlendes Leben* die Geschichte eines jungen Freundes, der sagte: »Nimm an, du wärst von tausend hungrigen Tigern umgeben. Was würdest du tun?« Catherine antwortete: »Hm, schwer zu sagen. Was würdest du denn tun?« Ihr junger Freund erwiderte: »Ich würde aufhören, es anzunehmen.«

Die meisten von uns starren so gebannt auf die furchterregenden Tiger in ihrem Kopf – die persönlichen Geschichten über Einsamkeit, Ablehnung, Kummer –, dass sie sich nicht klarmachen, dass sie der Vergangenheit angehören. Wenn wir erkennen, dass die Geschichten, die uns verfolgen, nichts anderes sind als eben Geschichten, können wir bei dem sein, was wir tatsächlich spüren, unmittelbar, jetzt, in unserem Körper. Ein Prickeln oder Pulsieren, ein Druck, ein Gefühl der Schwere oder Schwerfälligkeit, eine große schwarze Betonkugel in der Brust. Und durch den unmittelbaren Kontakt zu unseren Gefühlen erkennen wir die Verbindung zwischen den Gefühlen und dem, was darüber hinausgeht. Wir erkennen, dass wir mehr sind als ein bestimmtes Gefühl, und dass zum Beispiel Traurigkeit, der wir nachspüren, sich in eine üppig grünende, von Frieden erfüllte Wiese verwandelt. Oder dass ein wahrer Berg an Kraft und Mut emporwächst, wenn wir uns gestatten, das volle Ausmaß unserer brodelnden Wut zu spüren, ohne sie nach außen abzulassen.

Mookie, unser Kater, kam durch eine Freundin zu uns, die uns schwor, er könne sich aufgrund seines liebenswürdigen, gefügigen Charakters außerhalb des Hauses nicht behaupten. Doch als er drei Wochen alt war, kamen wir dahinter, dass Mookies Hauptlebensinhalt das Morden und Verstümmeln war. Jeden Tag griff er unsere Hündin Celeste an – sprang gegen ihre Hinterläufe und biss sie ins Fell –, obwohl sie zehnmal so groß war wie er. Er spazierte fröhlich mit erlegten Eidechsen herum, die ihm rechts und links aus dem Maul baumelten, fraß Distelfinken, indem er ihnen zunächst den Kopf abbiss und sie dann bis aufs letzte Knöchelchen, einschließlich Augen und Federn, verschlang. Mookie war ein Tyrannosaurus in einem Katzenkörper. Er stolzierte selbstherrlich umher, hatte nichts als Zerstörung im Sinn, und sein Miauen war fast schon ein Brüllen. Vor allem aber pinkelte er überallhin. In unser Bett, in Celestes Korb, auf die Stühle, die Teppiche, die Sofas. Zuerst dachte ich, er sei krank – Blasenentzündung, Nierenleiden. Aber der Tierarzt sagte, seine Nieren seien in Ordnung, und auch mit seiner Blase sei alles bestens. Es war eine Verhaltensstörung. Er erklärte uns: »Dieser Kater will sich rächen.« »Aber wofür denn das?«, fragte ich. »Dafür, dass ich ihn streichle und im Arm halte und mit Spargel füttere, obwohl ein Großteil der Menschheit hungert?«

Drei Jahre lang hasste ich Mookie, wenn er pinkelte, und liebte ihn, wenn er es nicht tat. Und wie meine Freundin Annie prophezeit hatte, machte er uns das Leben dadurch unerträglich, dass er so unerträglich schön war. Er blinzelte mit seinen hellblauen Augen, und angesichts seiner Schönheit schmolz ich dahin. Er strich um eine Ecke, posierte hinter einer Reihe violetter Stiefmütterchen, und seine Vollkommenheit – sein buschiger Schwanz, seine winzigen grauen Ohren, seine langen Barthaare – machte mich sprachlos. Ich hatte schon immer Schwierigkeiten damit, die Funktion über die Form zu stellen. Mit achtundzwanzig verdiente ich dreihundertfünfzig Dollar im Monat, von denen ich Miete, Essen, Gas, Bücher und Kinobesuche bezahlen musste. Aber als ich eines Tages auf einem Felsvorsprung ein kleines Häuschen mit Meerblick entdeckte, das dreihundertfünfundzwanzig Dollar Miete im Monat kostete, beschloss ich, dass ich lieber hungern als irgendwo anders leben wollte. Mookie hatte mich in der Hand, weil er so wunderschön war. »Genau das ist das Problem«, meinte eine andere Freundin. »Er glaubt, du liebst ihn, weil er so schön ist. Er will dafür geliebt werden, dass er ist, wie er ist. Nicht für sein Aussehen. Er pinkelt, weil er deine Liebe auf die Probe stellen will.«

»Sonst noch was?«, fragte ich.

Matt und ich versuchten alles, um ihm das Pinkeln abzugewöhnen. Wir kauften Bewegungsmelder in Sprühdosen, und jedes Mal, wenn er sich einem seiner Lieblingspinkelorte näherte, zischte eine Ladung Luft aus dem Behälter und erschreckte ihn zu Tode. Doch er lernte, zwischen den Luftstößen zu pinkeln. Wir besorgten einen Geruchskiller, der den Gestank von Katzenpisse auf unseren Stühlen, unserer Couch, unserem Bett neutralisierte. Wir stöpselten Stecker mit Feliway-Essenz in die Steckdosen, die im ganzen Haus ein Glückspheromon verteilen sollte, durch das Mookie sich so gut fühlen würde, dass er kein Bedürfnis mehr verspüren würde zu pinkeln. Wir schrien ihn an, redeten mit ihm, fragten drei Tierärzte um Rat.

Doch er pinkelte weiter überallhin. Ich wurde wütend, warf ihn für ein oder zwei Stunden aus dem Haus, drohte, ihn wegzugeben, und verliebte mich dann wieder in ihn. Ich fühlte mich als jämmerliche Versagerin, beschloss immer wieder, wenn er noch ein einziges Mal auf den Stuhl pinkeln würde, wäre dies das letzte Mal, und er müsste weg. Eines Tages spazierte er in mein frisch eingerichtetes Arbeitszimmer, sprang auf die neue Couch und pinkelte darauf. Ich schrie, packte ihn noch während des Pinkelns und warf ihn vor die Tür. Du Mistkerl, dachte ich. Du undankbares Vieh. Du schreckliches blauäugiges Monster. Jetzt ist Schluss. Ich geb dich weg. Eine Stunde später kam er wieder angetigert, blinzelte mich aus seinen schillernd blauen Augen an, aber ich gab nicht nach. Schmolz innerlich nicht dahin. Ich war nicht länger eine Person, die sich von reiner Schönheit beeindrucken lässt.

Zur Abendessenszeit tauchte er nicht an der Hintertür auf, auch nicht, als wir im Hof mit seinem Trockenfuttersack raschelten. Abgesehen vom Töten war Mookies größtes Vergnügen das Fressen. All meine Haustiere sind zwanghafte Esser, und Mookie war keine Ausnahme. Er würde in einen rohen Butternut-Kürbis beißen, wenn ich ihn auf der Küchenanrichte liegen ließe. Er würde einen Brotlaib aus dem Auto zerren, die braune Papiertüte aufreißen, das Innere komplett verschlingen und nur die Kruste übrig lassen. Er würde Avocados, Kirschen, Steckrüben fressen. Und er hatte noch nie eine seiner speziellen Katzenmahlzeiten ausgelassen. Kein einziges Mal.

Er kam nicht nach Hause. Wir liefen die Zufahrt zum Haus auf und ab, schüttelten den Sack mit dem Trockenfutter, riefen, suchten. Kein Mookie. Ich war überzeugt, dass er keine Lust mehr hatte, je wieder zurückzukehren, weil ich so mit ihm geschimpft hatte. Oder dass meine Wut ihn wütend gemacht hatte und er nun so wütend war, dass er das Weite gesucht hatte. Entschlossen, ein besseres Zuhause zu finden, neue Orte, an die er pinkeln konnte.

Bei Tagesanbruch ging ich erneut nach draußen, um nach Mookie zu sehen, und als ich an einem kleinen Busch in der Nähe der Hintertür vorbeikam, sah ich ihn ausgestreckt daliegen, so, als sei er kurz davor, sich auf eine Eidechse zu stürzen. »Mookie?«, sagte ich. Aber er bewegte sich nicht. Mit klopfendem Herzen lief ich zu Matt. »Komm, schnell, ich habe Mookie gefunden, aber irgendetwas stimmt nicht.« Matt fasste ihn an. »Er ist kalt«, sagte er. »Er ist tot.« Und wir fingen beide an zu weinen. Hielten uns umschlungen. Weinten lange. Dann sagte ich: »Ich habe ihn umgebracht. Meine Wut hat ihn umgebracht.« Matt sagte: »Das ist lächerlich. Er hat noch nie eine Mahlzeit ausgelassen, egal wie sauer du auf ihn warst.« – »Dann ist er draußen erfroren«, sagte ich. Er hatte noch nie die Nächte draußen verbracht, nie. »Aber es ist Sommer«, sagte Matt. »Es friert nicht, wie kann er dann erfroren sein?« Durch meine Tränen hindurch sagte ich: »Aber es ist möglich, alles ist möglich.«

Wir brachten ihn zu einem Tierarzt, um eine Autopsie vornehmen zu lassen. Ich musste wissen, woran er gestorben war. Bis die Ergebnisse kamen, zerfleischte ich mich in Selbstvorwürfen. Ich hatte ihn angeschrien, und er war nicht zurückgekehrt. Wenn ich ihn ins Haus gelassen hätte, wäre er nicht gestorben. Ich bin ein schrecklicher Mensch. Ich trage zu viel Wut in mir herum. Kein Wunder, dass Mookie ein Killer war. Er ist nach mir geschlagen. Ich habe noch im Ohr, was ein anderer Tierarzt mir einmal über Haustiere sagte: Sie nehmen Krankheiten auf sich, damit ihre Besitzer gesund bleiben. Er erlegte grün gefleckte Kolibris, damit es mir erspart blieb, andere Leute umzubringen, meinen Bauunternehmer zum Beispiel, diesen Mistkerl. Ich wusste ja schon immer, dass meine Wut früher oder später tödlich sein würde, und jetzt war sie es tatsächlich geworden. Und mein Kater starb einen schrecklichen Tod. Wirklich, was für ein schrecklicher Tod. Und was war ich bloß für ein schrecklicher Mensch.

Am nächsten Tag rief uns Rob, unser Tierarzt, an und teilte uns mit, Mookie sei an Herzversagen gestorben. »Es sieht so aus, als habe er ein angeborenes Herzleiden gehabt«, sagte er. »Er ist nicht erfroren. Und es war auch kein gebrochenes Herz, wie Sie nun vielleicht glauben«, fuhr er fort. »Seine Halsschlagader war verstopft. Seine Tage waren von seiner Geburt an gezählt. Sehen Sie es doch mal so«, fügte Rob hinzu. »Er fraß alles, was ihn nicht fressen konnte, und rächte sich an jedem Lebewesen, das ihm in die Fänge kam. Für Mookie war es ein gutes Leben.«

Trotzdem waren Matt und ich erschüttert. Der Tod wurde nun zum alles beherrschenden Thema. Wieso konnte Mookie einfach so von einem Tag auf den nächsten nicht mehr da sein? Wohin war er verschwunden? Wie kam es, dass er nicht sein Schwanzfell sträubte oder Celeste in die Beine biss, wenn sie im Hof umherrannte, was sie ziemlich ungehindert tat, seit Mookie nicht mehr hinter dem Nestfarn lauerte und darauf wartete, sie zu attackieren. »Die Kluft, ob jemand, irgendjemand, körperlich lebendig oder tot ist, ist größer als die zwischen allen anderen Gegensätzen«, sagte meine Freundin Katherine. Er ist tot. Er ist weg. Ich konnte es nicht begreifen. Es hätte nicht passieren dürfen. Er war erst drei Jahre alt. Ich wollte mich beschweren, ihn der Freundin zurückgeben, die ihn uns gebracht hatte. Wollte einen Kater bekommen, der keine Macken hatte.

Am dritten Tag, als ich den Selbsthass aufpeitschte wie Eiweiß zu Schnee, fiel mir die Selbsterforschung ein. Na ja, stimmt nicht so ganz. Also, ich ging zu Jeanne, meiner Lehrerin, und *sie* erinnerte mich daran. Als ich mich darüber ausließ, wie schrecklich alles sei und wie furchtbar insbesondere ich selbst, unterbrach sie mich mittendrin und kam auf den Punkt: »Was geht in deinem Körper vor?«, fragte sie.

Der erste Schritt der Selbsterforschung besteht darin, sich gedanklich von dem zu lösen, worum man gerade kreist, und mit der Aufmerksamkeit zum eigenen Körper zurückzukehren. Dort findet man alle Informationen, die man braucht.

»In meinem Körper? Jetzt gerade?«, fragte ich, als gäbe es in meinem Gehirn keine neuronale Bahn, um diese Kombination aus Vokalen und Konsonanten zu entziffern.

»Ja«, sagte sie. »Was geschieht in deiner Brust? Deinem Solarplexus? Was spürst du da?«

Obwohl man sich normalerweise von ihm abwendet, ist das »Jetzt« immer besser als die Geschichte darüber. Immer. Denn die vielen Facetten einer Geschichte bekommen wir nie richtig zu fassen, wir können sie nicht hinter uns lassen oder aufarbeiten.

Sobald ich meine Aufmerksamkeit von meinem Leben als Barbara-Cartland-Roman auf meine unmittelbaren Empfindungen hinlenkte, fühlte mein Körper sich überraschend entspannt und ruhig an. Er fühlte sich an, als bestünde er aus frischer Frühlingsluft. Keine Blockaden. Keine Verschmutzung. Als Jeanne fragte, wie diese Klarheit mich beeinflusse, bemerkte ich etwas, was ich zuvor nicht hatte wahrhaben wollen: dass alles in Ordnung war. Mookie war gestorben, und es war alles in Ordnung. Meine Geschichte über den Tod und meine grauenvolle Persönlichkeit, meine kriminellen Tendenzen, standen in krassem Widerspruch zu dem, was ich in dem Moment ganz deutlich und ehrlich fühlte.

Als meine Neugier auf den klaren Raum wuchs, breitete sich in meinem Körper, im Zimmer, im Haus das Gefühl aus, dass alles gut ist, und füllte die Räume ganz und gar aus. Ich begriff, dass Mookie so lange gelebt hatte, wie er hatte leben sollen. Dass sein Tod nichts mit meinem Wert oder Unwert zu tun hatte. Es war kein intellektuelles Verstehen, sondern ein gefühltes Wissen, eine Gewissheit, die für mich am ganzen Körper zu spüren war. Die Helligkeit verwandelte sich in eine dicke, dichte Schwärze, eine fast greifbare und trotzdem nicht klebrige Substanz, die mir zu Ruhe und innerem Frieden verhalf. Als ich in die Stille hineinspürte, fühlte ich mich grenzenlos weit und groß. Ich bemerkte Traurigkeit, die hier und da in der Finsternis aufflammte. Ich würde es vermissen, Mookies Gesicht zu sehen. Seine Gegenwart zu spüren. Aber das war etwas anderes, als mich selbst im Geiste in

Stücke zu reißen. Als zu glauben, das, was passiert war, hätte nicht passieren sollen oder sei meine Schuld.

Vom Selbsthass zur Ichlosigkeit. Von wahren Höllenqualen zu innerem Frieden binnen zwanzig Minuten. Die Verkehrung eines Horrortrips in sein exaktes Gegenteil.

Mir ist bewusst, dass das unglaublich klingt. Unmöglich.

Wie kann irgendjemand mit Überlichtgeschwindigkeit von Schuldgefühlen zu innerem Frieden finden?

Der Urgrund des Seins ist Klarheit. Sie ist durchdrungen von Frieden – und genau deshalb funktioniert die Selbsterforschung. Wenn Sie sich auf Ihre persönliche Version der Ereignisse fixieren, ist das, als säßen Sie mit Scheuklappen um die Augen und Stöpseln in den Ohren vor den Niagarafällen – und bildeten sich ein, eine Wand anzustarren. Dass Sie das atemberaubende Schauspiel nicht sehen, die unbändige Energie nicht spüren und das Rauschen des Wassers nicht hören können, bedeutet jedoch nicht, dass sie nicht da sind.

Noch unglaublicher, als dass Schuldgefühle sich in Seelenfrieden auflösen, ist allerdings, dass wir über weite Strecken unseres Lebens Scheuklappen und Ohrstöpsel tragen – und das dann Leben nennen. Dieses Leben, in dem wir uns eingerichtet haben, ist trostlos, eintönig, schal und mehr Tod als Leben, so als sei dies alles, was wir erwarten können, und wir misstrauen jedem, der uns sagt, wir sollen die Augen aufmachen, um die Niagarafälle zu sehen.

Doch es gibt eine Alternative: erkennen, was tatsächlich da ist, jenseits unserer Interpretationen. Diese Möglichkeit erfordert, dass wir infrage stellen, was die meisten von uns noch nie, nicht einmal ansatzweise, gewagt haben, infrage zu stellen: die vielen Vermutungen, die wir für die Wahrheit halten.

Dieses Hinterfragen ist die Methode und der Sinn der Selbstforschung.

Wenn ich bereit bin, das, was da ist – Entsetzen, Hass, Wut – neugierig infrage zu stellen und sie auf diese Weise wirklich wahrzunehmen, verlieren die Gefühle ihre lähmende Wirkung, denn wir nehmen sie wohlwollend zur Kenntnis und öffnen uns ihnen, statt uns gegen sie zu sträuben und sie abzuwehren. Wenn die Gefühle mir vertraut sind, wenn ich sie zuvor schon in ähnlichen Situationen gefühlt habe – als ich mich ausgeschlossen, abgelehnt, im Stich gelassen gefühlt habe –, ermöglicht die Bereitschaft, sie zuzulassen, ein Szenario, das völlig anders ist als die Situationen, in denen die Gefühle ursprünglich entstanden sind.

Wiederkehrende negative Gefühle – solche, die immer und immer wieder denselben Teufelskreis in Gang setzen, ohne sich zu verändern – sind ungelöste Verhärtungen aus unserer Vergangenheit, die damals eben deshalb entstanden sind, weil wir unseren Gefühlen nicht wohlwollend gegenübergestanden und sie akzeptiert haben.

Können Sie sich vorstellen, wie anders Ihr Leben verlaufen wäre, wenn jedes Mal, wenn Sie als Kind traurig oder wütend waren, ein Erwachsener zu Ihnen gesagt hätte: »Komm, Liebes, erzähl mir, was dich bedrückt.« Wenn Ihre beste Freundin Sie zurückgewiesen hätte, Sie deshalb am Boden zerstört gewesen wären und jemand zu Ihnen gesagt hätte: »Komm, mein Spätzchen, erzähl es mir. Sag mir, wo du diese Gefühle spürst. Sag mir, wie dein Bauch sich anfühlt, deine Brust. Ich will alles wissen, bis ins kleinste Detail. Ich bin hier, weil ich dir zuhören, dich in den Arm nehmen, an deiner Seite sein will.«

Jedwedes Gefühl verlangt danach, dass wir es liebevoll annehmen. Es braucht Raum, um sich zu entfalten. Es will nicht krampfhaft abgewehrt werden, sondern wir sollen uns dem öffnen, was es uns zu sagen hat. Es drängt danach, sich aufzulösen wie ein Knäuel aus tausend Schlangen, die durch ein freundliches Schnipsen zu harmlosen Seilen werden.

Den Teilnehmerinnen meiner Retreats sage ich immer, sie müssen sich zwei Dinge merken: dass sie essen sollen, was sie wollen, wenn sie Hunger haben; und dass sie hinspüren sollen, was sie fühlen, wenn sie essen wollen, obwohl Sie keinen Hunger haben. Die Selbsterforschung – das Hinspüren zu dem, was Sie fühlen – erlaubt Ihnen, eine Beziehung zu Ihren Gefühlen aufzubauen, statt über sie zu reden.

Eine Teilnehmerin namens Annie erzählt: »Meine jüngste Tochter ist gerade ausgezogen, weil sie jetzt aufs College geht. Ich habe mein Leben um ihres herum aufgebaut, meine Identität bestand darin, Mutter zu sein. Ich halte es nicht aus in dem leeren Haus. Ich vermisse sie. Ich esse, um die Leere zu füllen. Ich fühle mich so allein.«

Ich frage Annie, ob sie den Unterschied zu erkennen vermag zwischen ihrer aktuellen körperlichen Empfindung und dem, was sie ihrer Meinung nach fühlen sollte. Ihr Blick ist schreckensstarr, als fühle sie sich ertappt, und den meisten Frauen im Raum geht es ähnlich. Gegen diesen Teil – fühlen, was sie mithilfe des Essens vermeiden wollen –, leisten die Frauen am heftigsten Widerstand: Sie wehren sich gegen ihr Gewicht, sie wehren sich gegen ihre Gefühle, und vor allem wehren sie sich gegen die Vorstellung, es sei richtig, sich nicht gegen sie zu wehren. Dagegen, dass das Heilmittel für den Schmerz im Schmerz selbst enthalten ist.

Annie starrt mich ausdruckslos an. Ich bin sicher, sie denkt, der Auszug ihrer Tochter habe sie doch ohnehin schon seelisch gebrochen, und nun würde ich sie noch tiefer in dieses Gefühl der Zerrüttung hineintreiben.

»Das kann ich unter keinen Umständen«, sagt sie. »Wenn ich das tue, gehe ich innerlich drauf.«

»Das redest du dir ein«, sage ich, »und ich verstehe, warum du das tust. Aber sag mir, ob du die Einsamkeit wirklich in deinem

Körper spürst. Sag mir, ob sie eine Farbe hat. Eine Form. Ob es prickelt oder vibriert oder pulsiert, wenn du dich allein fühlst.«

Sie schließt die Augen. Sie sagt: »Sie ist schwarz. Sie ist so dunkel und undurchdringlich, dass es sich anfühlt, als würde sie alles verschlucken, was mit ihr in Berührung kommt. Sie wird alles in sich aufsaugen.«

Ich frage sie, wie die Schwärze sie beeinflusst, wenn sie zulässt, dass sie sie tatsächlich spürt. »Das Schwarze«, sage ich, »nur tiefes Schwarz ohne jede Reaktion darauf, ohne jede Geschichte darüber, ohne Vorstellungen davon.«

»Also gut«, sagt sie, »wenn ich nur das Schwarze fühle, fühlt es sich einfach wie Raum an. Es fühlt sich ruhig und tief und friedlich an, als würde es ungehindert im Raum schweben. Keine Schwerkraft. Frei.«

Dann fängt sie an zu weinen. »Ich will da draußen nicht allein sein«, sagt sie. »Ich will nicht allein schweben.«

Ich frage sie, was an dem ruhigen, friedlichen Schwarz so schrecklich ist.

Sie sagt: »Meine Mutter hat mich mit meinem Onkel allein gelassen. Immer wieder. Er war dreckig und widerlich und roch nach Alkohol. Einmal legte er seine Hände auf meine Brust, aber ich habe ihn in den Finger gebissen. Als ich meiner Mutter erzählte, was er getan hatte, behauptete sie, ich hätte mir das nur ausgedacht. Sie sagte, er sei ihr Bruder und würde so etwas nie tun. Ich hasste es, mit ihm allein gelassen zu werden. Sie glaubte mir nicht. Ich fühlte mich mutterseelenallein auf der Welt. Die Erwachsenen waren geistig unberechenbar. Sie taten Menschen weh, sie logen. Es gab nur mich.«

Das ist der schwierige Part für jeden, auch für mich. Zu sehen, dass die Assoziationen, die bestimmte Gefühle in uns auslösen, aus der Vergangenheit stammen. Zu sehen, dass wir Gefühle aufgrund der Geschichte beiseiteschieben, die für uns unwiderruflich damit verknüpft scheint. Kummer schmerzt, Traurigkeit schmerzt, aber nicht die Gefühle zerstören uns. Sondern das, was wir mit diesen Gefühlen persönlich in Verbindung bringen. Das, was wir mit unserem in die Vergangenheit gerichteten Blick als aktuelle Gefühle wahrnehmen. Mit den Augen eines Kindes.

Weil ich Annie gut kenne, weiß ich auch, dass sie den Missbrauch jahrelang in einer Therapie bearbeitet hat. Die damit verbundenen Gefühle sind nicht mehr neu oder frisch, wohl aber die Einsicht, dass das Gefühl, einsam und allein zu sein, etwas mit dem Missbrauch zu tun hat. Damit sie über ihr Leben, ihre Kraft, ihre Präsenz verfügen kann, muss sie den Zusammenhang sehen, den sie zwischen der Einsamkeit in der Vergangenheit und der Einsamkeit in der Gegenwart hergestellt hat. Erst dann wird sie in der Lage sein zu erkennen, dass sie sich in der Gegenwart vor etwas fürchtet, was gar nicht mehr aktuell ist.

Wenn Sie sich selbst ergründen wollen, fangen Sie mit dem an, was jetzt gerade geschieht; das kann der Wunsch sein, eine ganze Pizza zu essen oder sich im Bett zu verkriechen und die nächsten fünfzig Jahre dort zu bleiben. Sie gehen nicht davon aus, dass Sie bereits wissen, was Sie tun müssen oder was der nächste Schritt sein wird. Sie sind neugierig auf Ihre Gefühle und Empfindungen. Sie hören auf Ihren Körper. Sie hören auf, sich selbst herumzukommandieren.

Jede Selbsterforschung beginnt mit dem Wunsch, etwas zu erfahren, was Sie noch nicht wissen. Wenn Sie der Ansicht sind, Sie wüssten bereits, was nicht stimmt und wie Sie es ins Lot bringen können, brauchen Sie nichts zu erforschen. Etwas erfahren wollen, was Sie noch nicht wissen, macht neugierig und aufgeschlossen. Es weckt den Teil Ihrer selbst, der kein Konglomerat aus alten Überzeugungen, Vorstellungen, Selbstbildern, Geschichten, Identifikationen ist. Es erweckt Ihr innerstes Wesen zum Leben, das bereits durch und durch erfüllt ist von Frieden, Klarheit, Mitgefühl – den Teil, der die Niagarafälle in ihrer ganzen Schönheit wahrnimmt.

Die Selbsterforschung geht vom Körper aus; sie ist kein intellektueller Prozess. Sie spüren hin, wie es sich anfühlt, in Ihrer eigenen Haut zu stecken, wandern mit Ihrer Aufmerksamkeit in Ihre Arme, Ihre Beine hinein. Sie registrieren die jeweilige Empfindung und achten darauf, wo Sie sie spüren. Empfindung, Körperstelle, Empfindung, Körperstelle. Nehmen wir an, Sie sind traurig; fragen Sie sich, wo dieses Gefühl in Ihrem Körper verortet ist. Sie bemerken einen Haufen grauer Asche in Ihrer Brust, und plötzlich taucht die Überzeugung auf: »Liebe ist etwas für andere Leute, mir ist sie nicht vergönnt.« Sie werden neugierig auf diese Überzeugung. Wie alt waren Sie, als Sie sie zum ersten Mal verinnerlicht haben? Und welche Gefühle hatten Sie damals, die Sie nie bewusst zur Kenntnis genommen, zugelassen oder verstanden haben?

Wenn ich meine Retreat-Teilnehmerinnen frage, was sie in ihrem Körper spüren, erwidern sie manchmal, sie wüssten es nicht. Es ist schon eine halbe Ewigkeit her, dass sie ihren Körper ohne Beurteilung und ohne Abscheu wahrgenommen haben. Deshalb ist es gut, ein paar Fragen zu stellen, durch die sie sich auf die Empfindungen als solche konzentrieren können. Etwa ob das Gefühl eine Form, eine Temperatur, eine Farbe besitzt. Sie können sich fragen, wie es Sie beeinflusst, dass Sie es fühlen. Und weil kein Gefühl statisch ist, verfolgen Sie die Veränderungen, die sich in Ihrem Körper vollziehen, während Sie sich diese Fragen stellen.

Wenn Sie irgendwo hängenbleiben, liegt das gewöhnlich an der Reaktion auf ein bestimmtes Gefühl – Sie wollen es nicht zulassen, Sie wären lieber jetzt sofort glücklich, Sie mögen Leute nicht, die solche Gefühle haben –, oder es liegt daran, dass Sie im Vergleichen/Beurteilen steckengeblieben sind.

Noch ein Wort zu den Reaktionen: Gefühle haben ihren Sitz im Körper, die Reaktionen darauf finden im Kopf statt; eine Reaktion ist die mentale Schlussfolgerung aus einem Gefühl. (Und Überzeugungen erwachsen aus Reaktionen, die wir so oft hatten, dass wir meinen, sie wären wahr.) Bei dem Versuch, das, was unangenehm ist, beiseitezuschieben, schreit der Verstand oft Zeter und Mordio und sagt uns, wie schrecklich das alles ist.

Zum Beispiel könnten Sie Folgendes von ihm hören: *Dieser Schmerz wird nie aufhören. Die Trauer wird mich völlig niedermähen. Wenn ich sie zulasse, werde ich meinen Alltag nicht mehr bewältigen.* Wenn Sie wissen, dass solche Reaktionen auftreten können, können Sie sie zur Kenntnis nehmen und näher hinterfragen.

Seien Sie präzise. Sagen Sie: »Ich spüre einen Haufen grauer Asche in meiner Brust«, und nicht: »Ich spüre etwas, was merkwürdig und schwer ist.« Versuchen Sie nicht, den Vorgang zu steuern, indem Sie Vorlieben oder Pläne einfließen lassen. Überlassen Sie den Fragen, welche Richtung sie einschlagen wollen. Achten Sie auf alles, was dabei auftaucht, auch wenn es Sie überrascht. »Ach, ich dachte, ich sei traurig, aber jetzt erkenne ich, dass es Einsamkeit ist. Sie fühlt sich an wie ein Knäuel aus Gummibändern in meinem Magen.« Nehmen Sie die Gummibänder wohlwollend an. Geben Sie ihnen Raum. Beobachten Sie, was passiert.

Kehren Sie mit Ihrer Aufmerksamkeit immer wieder zu den direkten Empfindungen in Ihrem Körper zurück. Achten Sie auf die Dinge, die Sie noch nie irgendjemandem erzählt haben, auf Geheimnisse, die Sie für sich behalten haben. Zensieren Sie nichts. Lassen Sie sich nicht entmutigen. Es dauert ein bisschen, bis Sie diesem intuitiven Nachfragen vertrauen, denn wir sind zu sehr daran gewöhnt, alles über unseren Verstand zu steuern. Es ist hilfreich, wenn auch nicht notwendig, dass ein Coach oder Partner die Selbsterforschung begleitet – Sie haben dann einen Zeugen, der Sie auch dazu anhalten kann, immer wieder zu der Empfindung und deren Sitz zurückzukehren.

Denken Sie vor allem daran, dass es bei dieser Art von Selbsterforschung nicht darum geht, Antworten auf komplexe Fragen zu finden, sondern dass sie ein Prozess ist, bei dem Sie durch unmittelbare Erfahrung Dinge ans Licht bringen. Befeuert wird diese Selbsterforschung durch die Liebe. Und den Wunsch zu erfahren, wer Sie sind, wenn Sie nicht von der Vergangenheit beherrscht werden. Sie gleicht einem Tauchgang in die geheimnisvollen Tiefen der Existenz: Es warten jede Menge Überraschungen, unerwartete Wendungen, Abstecher. Sie lassen sich darauf ein, weil Sie das Unbekannte entdecken, das Unverstandene verstehen wollen. Denn wenn Sie neugierig und aufgeschlossen sind und nicht urteilen, stimmen Sie ein in die Sinfonie der Schönheit, der Freude, der Liebe – um ihrer selbst willen.

KAPITEL ACHT

Vermählt mit dem Staunen

Anfang der Siebzigerjahre hörte ich über einen Mann namens David zum ersten Mal von der Meditation. David war Anhänger eines eher unbekannten, aber sehr wohlhabenden Gurus und wohnte zusammen mit weiteren Anhängern dieses Gurus in einem Haus in New York, wo sie sich im zölibatären Leben und im Meditieren übten; Ersteres war, so der Guru, die Vorbedingung für das Zweite. David erklärte, das Meditieren sei so, als würde man von warmen Luftströmen nach oben getragen. Wie ein segelnder Falke, der sich ohne großes Zutun in den Himmel emporschraubt. »Dein Verstand wird ganz still«, sagte er, »und etwas anderes – etwas Zartes, Leuchtendes und Heiliges – übernimmt die Führung.« Ich war drauf und dran, mich auf die Sache einzulassen, als Davids Arm sich hinter meinem Nacken emporschraubte und seine Hand zart und heilig auf meinem Busen zu ruhen kam. Ich schob sie weg und erklärte ihm, er solle machen, dass er wegkomme.

Ein paar Monate später fand ich mich in Indien wieder, wo ich die Mantra-Meditation erlernte: Immer wieder wurde eine bestimmte Lautfolge wiederholt, damit der Verstand zur Ruhe kam. Aber die benutzte Formel »So-ham«, die aus dem Sanskrit stammte und in etwa »Ich bin es« (das Ewige, Bedingungslose, Zeit und Raum Überschreitende) bedeutet, klang für mich wie *so-lang* –

»so langweilig« –, und egal wie oft ich sie wiederholte, ich nickte stets dabei ein.

Seitdem habe ich Dutzende verschiedener Meditationsformen ausprobiert: Visualisierungsmeditation, Meditation mit mehrsilbigen Mantras, tibetisch-buddhistische Meditation, Sufi-Meditation und taoistische Nicht-Tun-Meditation. Und obwohl keine von ihnen den Effekt zeitigte, den ich mir von ihr erhofft hatte – nämlich mein Denken in ein Meer der Glückseligkeit zu verwandeln –, lege ich Ihnen das Meditieren dringend ans Herz.

Hier ein winziger Ausschnitt aus meinem Leben, der Ihnen zeigt, weshalb Sie das tun sollten.

Gestern Abend ging ich ziemlich gut gelaunt ins Bett. Matt war gerade von einer einwöchigen beruflichen Reise zurückgekehrt, zwölf doppelt gefüllte Pfingstrosen blühten in meinem Garten, und ich hatte einen produktiven Schreibtag hinter mir. Auch die Erde hatte weitere vierundzwanzig Stunden ohne Atomschlag überlebt.

Und dann war es tiefste Nacht. In meinem Kopf, in dem die vorherigen sechsundachtzig Male, die ich aufgewacht war, alles im Ruhezustand gewesen war, setzte sich die vertraute Leier in Gang. Und der Text war sinngemäß folgender:

Joe (unser Bauunternehmer, der ein undichtes Dach angebracht hatte) hat mich immer noch nicht zurückgerufen. Ich wette, er hat es überhaupt nicht vor. Ich werde einen Rechtsanwalt anrufen müssen, aber wahrscheinlich wird es so viel kosten, den dämlichen Anwalt zu bezahlen, dass ich für die Knete auch ein neues Dach bekommen könnte. Dieser Scheißbauunternehmer! Ich muss sofort morgen früh den Anwalt anrufen. Ich hab Halsschmerzen. Was sind eigentlich die ersten Anzei-

chen für Speiseröhrenkrebs? Ist mein Computer noch an? Vielleicht sollte ich aufstehen und nachsehen, was die Symptome für Kehlkopfkrebs sind. Ich werde alt. Bald werde ich sterben – und weil Matt als Erster sterben wird, bin ich dann alleine. Die Männer sterben immer zuerst. Warum hatten wir bloß keine Kinder? Ich weiß, dass die Leute sagen, man sollte Kinder nicht deshalb bekommen, damit man jemanden hat, der sich um einen kümmert, wenn man alt ist und sonst keiner es tut, aber was haben sie sich eigentlich dabei gedacht, als sie das gesagt haben? Vielleicht ist es noch nicht zu spät, ein Kind zu adoptieren. Wir könnten nach Russland reisen, vielleicht sogar in die Stadt, aus der unsere Großeltern stammen. Wenn wir wüssten, welche es war, wo es überhaupt war. Lettland? Littland? Minsk? Sind das überhaupt richtige Namen? Wir müssten Monate dort bleiben. Zumindest könnten wir Wodka trinken, aber dazu müsste er mir erst einmal schmecken. Es ist spät, ich muss wieder einschlafen. Ich glaub, ich hol mir ein Glas Wasser. Wasser. In Kalifornien gab es den trockensten Frühling seit einhundertundsechsundfünfzig Jahren. Bald gibt es vielleicht überhaupt kein Wasser mehr. Und wir wohnen eindeutig in dem Teil, der am trockensten ist. Oh Mann. Ich sollte besser lernen, wie man sich von Wurzeln, Baumstümpfen und Blättern ernährt, am besten, ich fange gleich morgen damit an. Denn was wird, wenn Matt stirbt und ich alt und allein bin und nicht weiß, wie man Baumstümpfe zubereitet? Morgen früh googele ich als Erstes »Adoptionen in Russland«. Danach rufe ich den Bauunternehmer an. Oder vielleicht den Rechtsanwalt.

Das sind die irren Phantasien eines paranoiden, verängstigten, verbitterten Menschen. Eines Menschen, mit dem Sie Ihre Kinder nicht allein lassen würden. Und das war für meine Verhältnisse eine gute Nacht.

Nach jahrzehntelangem Meditieren schwingen sich meine Gedanken nicht etwa wie ein Falke in die Lüfte empor, wenn ich ihnen einfach ihren Lauf lasse. Und meine ersten zehn Übungsjahre waren eine einzige Enttäuschung, weil meine Fortschritte gleich null waren – wirklich schockierend. Ich dachte, ich würde meditieren, damit Ecken und Kanten geglättet werden, meine Wut eine Metamorphose durchlebt, ich ein anderer Mensch werde. Jemand wie die von Meryl Streep gespielte Figur in *Rendezvous im Jenseits*, die Kranke und Kinder aus brennenden Gebäuden rettet. Aber das ist, wie sich herausgestellt hat, ein hoffnungsloses Unterfangen. Der Verstand spielt, wie Catherine Ingram sagt, verrückt. Und das ist eine sehr gute Nachricht. Denn sobald Sie die Verrücktheit akzeptieren, sobald Sie den Versuch einstellen, verbessern zu wollen, was nicht verbessert werden kann, können Sie sich mit dem beschäftigen, was nicht verrückt ist. Was, wie ich meine, einer der Hauptgründe für das Meditieren ist.

Als ich beispielsweise gestern Nacht an meiner eigenen kleinen Welt herumnörgelte, wurde irgendwo in meinem Innern eine schwache Stimme laut, die begriffen hatte, dass in meinem Kopf wieder einmal die übliche Leier ablief und ich mir das nicht anhören musste. Es waren einfach Variationen des ewig gleichen, altbekannten Liedes; entweder die »Sie haben mich ungerecht behandelt«-Arie oder der »Ich habe sie ungerecht behandelt«-Song oder das »Es steht eine Riesenkatastrophe bevor«-Medley. (Auch der »Ich werde einsam und verlassen sterben«-Refrain steht auf der Hitliste ganz oben, aber er gehört in die Subkategorie »Persönliche Katastrophen« im »Katastrophen«-Medley.)

Eine Retreat-Teilnehmerin sagte: »Warum um alles in der Welt sollte jemand meditieren wollen? Warum sollte ich still dasitzen wollen, wo es doch so viel zu tun gibt – und so vieles, was tausendmal attraktiver ist?« Eine andere Frau sagte: »Mein Verstand ist das Interessanteste an mir. Er ist das, was mich von anderen Leuten unterscheidet. Er hat mir dazu verholfen, mein Jurastudium in Harvard mit Auszeichnung abzuschließen. Warum sollte ich auf irgendetwas anderes hören als auf meinen absolut brillanten Verstand?«

Die Antwort lautet: Der Verstand ist wertvoll, wenn wir schlussfolgern, planen, theoretisieren wollen. Aber wenn wir uns bei der Suche nach seelischer Orientierung auf ihn verlassen, sind wir verloren. Der Verstand ist nämlich ein Meister darin, uns tausend verschiedene Varianten der Vergangenheit zu präsentieren und aus ihnen eine Prognose für die Zukunft abzuleiten. Und uns dann mit dem größten Teil davon Angst einzujagen.

Meist stellen wir unseren Verstand nicht infrage. Wir glauben an seine aberwitzigen Schlussfolgerungen. Wir haben einen Gedanken – mein Bauunternehmer wird mich ohnehin nie zurückrufen –, der die entsprechende Emotion wachruft (Wut, Furcht, die Lust, ihm Vorwürfe zu machen), und plötzlich telefonieren wir mit dem Rechtsanwalt, da wir überzeugt sind, einen Betrüger angeheuert zu haben, der sich gerade mit unserem Geld nach Costa Rica absetzt. Diese miese Ratte.

Oder wir kommen an der Auslage einer Bäckerei vorbei, sehen ein Schoko-Mandel-Hörnchen und sind plötzlich überzeugt, dass wir es jetzt sofort haben müssen. Wir sind überzeugt, dass wir geboren sind, um genau hier zu stehen, vor diesem Fenster, bereit, die Bäckerei zu betreten und uns dieses Hörnchen zu holen, es zu essen. In ein Reich der Glückseligkeit katapultiert zu werden. Die Meditation schult die Fähigkeit, Ihren Verstand infrage zu stellen. Ohne sie sind Sie jedem Gedanken, jedem Wunsch, jeder Gefühlsaufwallung hilflos ausgeliefert. Sie verlieren Ihre Mitte, sind abhängig davon, ob die Dinge heute gut für Sie laufen oder nicht. Ob jemand Sie heute zurückgewiesen hat oder nicht. Wenn nichts das »Sie haben mir Unrecht getan«- oder das »Ich bin dick, und keiner hat mich lieb, und das wird sich nie ändern«-Medley in Gang setzt, haben Sie essensmäßig vielleicht einen guten Tag. Aber wenn Sie an einem Spiegel vorbeikommen und Ihnen das, was Sie sehen, nicht gefällt, wenn Sie mit einer Freundin, Ihrem Partner, Vorgesetzten oder Kind Streit haben, haben Sie keinen anderen Zufluchtsort als Ihren Verstand zur Verfügung, was im Allgemeinen bedeutet, dass Sie auf eines der altbekannten Lieder in Ihrem Kopf hören, bei dem Ihre negativen Gefühle geschürt werden, und dass Sie jedes Wort glauben.

Wenn Sie Ihre Gedanken aufmerksam verfolgen, identifizieren Sie die vertraute Leier und auch das, was diese Leier erkennen hilft – die Stille, die einem anderen Bereich angehört als jene. Und nach einer Weile fühlt sich die Stille mehr nach Ihnen selbst an als Ihre persönlichen Top-Ten-Hits. Sie beginnen, das zu lieben, was nicht von der Hysterie geprägt ist. Lieben die Stille. Lieben die Weite. Lieben die innere Ruhe. Die Meditation hilft Ihnen, das zu entdecken, was Sie lieben, von dem Sie aber nicht wussten, dass Sie es lieben, weil Sie so von Ihren Gedanken in Beschlag genommen waren, dass Sie nicht erkannt haben, dass da noch etwas anderes ist. Der Wert der Meditation besteht darin, dass sie Ihnen erst hilft, das zu entdecken, was Sie lieben, und Sie dann dorthin zurückführt.

Mary Oliver schreibt in ihrem Gedicht »Wenn der Tod naht«: »Wenn es vorbei ist, möchte ich sagen: Mein ganzes Leben lang war ich eine Braut, die sich mit dem Staunen vermählte.«

Auch ich wünsche mir ein Leben, in dem ich nicht aufhöre zu staunen. Ich möchte anwesend sein bei dem, was Alexis Sorbas

»die ganze Katastrophe« nannte. Und nachdem ich über Jahrzehnte mit meinen Obsessionen und meinem selbst fabrizierten Leid vermählt war, ist mir aufgegangen, dass die Vermählung mit dem Staunen bedeutet, an dem einzigen Ort zur Stelle zu sein, an dem man es erleben kann: hier, jetzt, in genau diesem Augenblick.

Wenn Leute das Wort »Meditation« hören, denken sie gewöhnlich, es ginge darum, diese schwerfällige irdische Ebene hinter sich zu lassen. Die Art von Meditation, die ich meine, hat rein gar nichts damit zu tun, dass Sie etwas transzendieren oder zurücklassen oder sich selbst irgendwie ändern – sondern sehr viel mit dem Gegenteil: dort präsent zu sein, wo Sie schon sind.

In meinen Retreats lehre ich eine einfache Form der Meditation, die den Atem als Anker benutzt, und deshalb ist sie für jeden Normalsterblichen geeignet. Mithilfe der Konzentration machen wir uns den Raum zwischen oberem Schambeinrand und unterem Brustbeinrand bewusst: den Bauch.

Oh je.

Schon bei dem Wort rennen einige von uns – Namen werden nicht genannt – schreiend aus dem Zimmer. Wir hassen den Bereich »da unten« – und paradoxerweise fühlen wir uns genau deshalb so oft neben der Kappe. Der Bauch ist die Mitte unseres Körpers und das Zentrum unserer Erdung. (Östliche Mystiker glauben, dass der Bauch das Zentrum unseres Geistes und der Sitz der Seele ist.) Wenn wir ihn von innen her spüren – wahrnehmen, ob er pulsiert oder kribbelt oder vibriert, ob er warm oder kalt oder taub ist –, verhilft uns das zu dem unleugbaren und von innen heraus kommenden Wissen, dass wir lebendig sind. Wir spüren unmittelbar körperlich, dass unsere Lebenskraft da ist (weil wir unseren Bauch spüren).

Wenn Sie Ihren Bauch ignorieren, werden Sie obdachlos. Sie verbringen Ihr Leben mit dem Versuch, Ihre Existenz auszuradieren. Sich dafür zu entschuldigen, dass Sie sind, wie Sie sind. Sich wie ein Gespenst zu fühlen. Und damit zu essen, um Raum einzunehmen, um sich selbst das Gefühl zu vermitteln, dass Sie hier Gewicht haben, hierhergehören, Sie selbst sein dürfen – was Sie aber nie ganz glauben, weil Sie sich nicht direkt spüren.

Bei einer Übung, die ich bei einem Retreat vorstellte, wurde ganz deutlich, wie notwendig die Bauchmeditation ist. Ich gab jeder Teilnehmerin ein Stück rote Kordel und bat sie, damit auf dem Boden einen Kreis um ihren Körper zu legen – und sich dann in die Mitte dieses Kreises zu setzen. Ich sagte: »Das ist euer Ort. Euer Raum. Macht den Kreis so groß oder so klein, wie ihr wollt. Wenn ihr die beiden Kordelenden zum Kreis geschlossen habt, stellt euch bitte vor, dass eure Energie sich von eurer Mitte bis zum Rand des Kreises ausdehnt.«

Eine einfache Anweisung, eine elementare Übung. Mindestens fünf Frauen begannen zu weinen, als sie ihren Kreis gelegt hatten. »Ich hatte noch nie das Gefühl, dass es in Ordnung ist, wenn ich meinen eigenen Raum einnehme«, sagte eine. »Ich kann den Kreis nicht groß genug machen«, meinte eine andere. »Ich habe mich dreißig Jahre lang in eine so winzige Ecke meines Körpers gequetscht, dass ich das Gefühl habe, dass ich jetzt ein ganzes Zimmer brauche. Hast du noch mehr Kordel? Kann ich mich in den Flur ausdehnen?« Eine andere Frau konnte die Kordel nicht eng genug um ihren Körper legen. »Ich habe das Gefühl, als sollte ich keinen Körper haben«, sagte sie. »Dass ich hier Raum einnehme, ist nicht in Ordnung.«

Die Retreat-Teilnehmerinnen sind Mütter, Lehrerinnen, Ärztinnen, Schauspielerinnen, Psychiaterinnen, Psychologinnen, Rechtsanwältinnen, Studentinnen, Hebammen, Hausfrauen, Erfinderinnen, Firmenchefinnen. Sie sind nicht mehr und nicht weniger neurotisch als wir alle. Und doch. Ein Stück rote Kordel aus dem Kaufhaus machte grafisch sichtbar, dass sie nicht in der Mitte ihres Lebens lebten. Dass sie das Gefühl hatten, das dürften sie nicht.

Dann brachte ich ihnen eine einfache Bauchmeditation bei, bei der sie sich die Empfindungen in ihrem Bauch bewusst machen sollten (Taubheit und Leere zählen als Empfindungen). Jedes Mal wenn ihre Gedanken abschweiften, sollten sie anfangen, ihre Atemzüge zu zählen, und so ihrer Konzentration einen Anker geben – selbst wenn sie gerade tief in das schmerzliche Ringen mit dem üblichen Gedankentumult verstrickt waren. Sie sollten mit der Zahl eins beginnen, die beim Ausatmen gesagt wurde, sollten bis sieben zählen und dann wieder von vorn beginnen. Wenn sie es schafften, mit ihrer Konzentration bei den Empfindungen in ihrem Bauch zu bleiben, brauchten sie die Zahlen nicht länger als Stütze.

Schon nach fünf Tagen dieser Meditation sagten die Frauen Sätze wie:

»Es ist nicht zu fassen. Es ist, als hätte ich mein ganzes Leben auf diese Sache mit dem Bauch gewartet. Darauf gewartet, dass ich dort ankomme.«

»Wenn du mir, bevor ich hierhergefahren bin, gesagt hättest, dass wir uns auf unseren Bauch konzentrieren sollen, wäre ich nicht erschienen.«

»Ich habe das Gefühl, als sei mein Bauch so groß wie Arkansas, und deshalb war das Letzte, was ich wollte, mich mit meiner Aufmerksamkeit in ihn hineinzubegeben. Aber ich staune über das, was passiert ist. Zum ersten Mal in all den zweiundvierzig Jahren, die ich auf der Welt bin, habe ich wirklich das Gefühl, dass ich hier bin, dass ich lebe.«

»Ich bin wirklich hier und lebe, statt so zu tun, als würde ich leben, während ich in Wirklichkeit darauf warte zu sterben.«

»Ich erkenne jetzt, dass ich ein Recht habe, hier zu sein. Ich weiß nicht genau, was ich all diese Jahre gemacht habe, aber das hier war es nicht.«

Für manche Leute werden zwanzig Minuten Meditation darin bestehen, sich bei einem vertrauten Refrain zu ertappen und zu ihrem Atem zurückzukehren. Wieder und immer wieder. Für andere werden zwanzig Minuten Meditation bedeuten, sich in Gedanken in einer einzigen langen Geschichte zu verlieren und sich erst beim Klang der Glocke, die das Ende der zwanzig Minuten verkündet, dessen bewusst zu werden, dass sie keine Sekunde lang auf ihren Atem geachtet haben. Einige Menschen können sich besser konzentrieren als andere. Manchen Frauen fällt es leichter als anderen, Empfindungen wie Pulsieren, Kribbeln oder Flattern im Bauch zu spüren. Das ist unwichtig. Wichtig ist, dass Sie damit anfangen, mit Ihrer Aufmerksamkeit zu Ihrem Körper, Ihrem Bauch, Ihrem Atem zurückzukehren, denn sie – und nicht das Gedankenwirrwarr – zählen jetzt und hier. Und nur hier, nur jetzt können Sie die Entscheidung treffen, zu essen oder nicht zu essen. Ihren Körper in Besitz zu nehmen oder sich aus Ihren Armen und Beinen davonzustehlen, während Sie mechanisch weiteratmen und als wandelnder Kopf durchs Leben gehen.

Dass Sie es wieder lernen, präsent zu sein – die direkte, sinnlich wahrgenommene, unmittelbare Erfahrung zu machen, in Ihrem Körper präsent zu sein –, indem Sie sich in Ihrem Bauch verankern, wird Sie unmittelbar mit Ihrem zwanghaften Essverhalten konfrontieren. Schon von der Definition her ist zwanghaftes Essen ein Essen, bei dem die Signale des Körpers außer Acht gelassen werden. Daraus folgt: Wenn Sie die Fähigkeit entwickeln, Ihre Aufmerksamkeit auf Ihren Körper zurückzulenken, wenn Sie bewusst darauf achten, was er Ihnen mitteilt, und bereit sind, auf ihn zu hören, fällt dieser Zwang weg.

Die Meditation ist ein Hilfsmittel, mit dem Sie Ihre Sinne zum Leben erwecken können. Eine Methode, mit der Sie herausfinden, was Ihnen wirklich am Herzen liegt. Eine Übung, die Ihnen hilft, mit Ihrer Aufmerksamkeit zu Ihrem Körper zurückzukehren, wenn der Tumult in Ihrem Kopf Ihr gesundes Empfinden auszuhebeln droht.

Aber.

Das bedeutet nicht zwangsläufig, dass das Meditieren Sie immer und überall restlos begeistern wird. An manchen Tagen zum Beispiel wache ich auf und bin irgendwie mitteilsam. Ich möchte sofort anfangen zu schreiben oder mit einer Freundin reden. Und weil ich es zum festen Ritual erklärt habe, täglich vor dem Essen, Schreiben, Teetrinken oder Telefonieren zu meditieren, fühle ich mich eingeschränkt. Die Vorstellung, mich eine halbe Stunde allein und schweigend hinzusetzen, ist mir an solchen Tagen extrem unangenehm. Ich trödele. Lasse mir eine Stunde Zeit, um das Frühstücksgeschirr abzuwaschen, irgendeine dringende Angelegenheit zu finden, um die ich mich sofort kümmern muss. Die Meditation wird jetzt für mich zum Zwang, zum selbst erlassenen Dekret – gegen das ich ab und an tatsächlich rebelliere. Dann meditiere ich nicht. Aber meistens setze ich mich doch still hin, weil ich weiß, dass ich es ohnehin tun werde, und in dem Moment, in dem ich meinen Sitz einnehme, in dem Moment, in dem ich anfange, meinen Atem und meinen Bauch bewusst wahrzunehmen, vollzieht sich ein abrupter Wandel. Alles, was ich gerade noch so dringend erledigen wollte, löst sich in Luft auf. Geräusche werden lauter. Empfindungen werden stärker. Vögel kreischen, Atem rasselt, Wind heult. Warmer Hundeatem, Tür knarzt, Telefon klingelt. Bauch pulsiert. Hände kribbeln. Und selbst das gibt die Gefühle beim Meditieren nicht zutreffend wieder, denn es fühlt sich an, als gäbe es keinen Unterschied mehr zwischen innen und außen. Plötzlich ist alles Wohlgefühl der Erde hier konzentriert. In dem Raum, der normalerweise ich war, ist Staunen, das mit sich selbst vermählt ist. Und deshalb meditiere ich immer noch jeden Tag und empfehle Ihnen das Gleiche.

KAPITEL NEUN

Atemzug für Atemzug

»Er lebte ein wenig in Distanz zu seinem Körper.« Ich wünschte, dieser Satz würde von mir stammen (aber leider schrieb ihn James Joyce über eine Figur in seinen »Dubliner«-Geschichten), denn er verbildlicht perfekt ein Massenphänomen des 21. Jahrhunderts, nämlich dass wir nicht mehr zu Hause sind in unserem Körper. Wir sehen uns als wandelnde Köpfe mit einem lästigen, unattraktiven Anhängsel. Es ist, als hätten wir lieber keinen Körper. Als sei er die Ursache unserer Schwierigkeiten und als ginge es uns gut, wenn wir ihn loswerden oder auf andere Weise aus unserem Alltag verbannen könnten. Wir stolpern achtlos mit unseren Armen und Beinen herum, lassen sie für uns heben, unsere Kinder umarmen, durch die Gegend laufen, ohne dass wir uns je die Zeit nähmen, wirklich in ihnen zu leben. Bis wir kurz davor sind, sie zu verlieren.

Der *New Yorker* veröffentlichte einen Artikel über Menschen, die den Selbstmord romantisieren (die ultimative Körperbeseitigungstechnik) und als Sprung von der Golden Gate Bridge inszenieren, und zitiert einen Mann mit den Worten: »Ich erkannte augenblicklich, dass alles in meinem Leben, was ich für irreparabel gehalten hatte, reparabel war – außer dass ich gerade gesprungen war.«

Seufz.

Das Problem ist nicht, dass wir einen Körper haben; das Problem ist, dass wir nicht in ihm zu Hause sind.

Wenn ich den Retreat-Teilnehmerinnen zum ersten Mal sage, dass sie sich in ihrem Körper heimisch machen sollen, wird ihr Blick stumpf; die Atmosphäre wird plötzlich bleiern. Der Körper ist so – nun ja, so unglamourös. Dazu sind sie nicht hergekommen. Sie wollen wissen, wie sie einen anderen Körper bekommen können, nicht wie sie den in Besitz nehmen können, den sie haben.

Eine vierzigjährige Teilnehmerin war überzeugt, ihre üppigen Mutter-von-drei-Kindern-Oberschenkel seien die Ursache dafür, dass es ihr psychisch so schlecht ging. Nachdem sie sich jahrelang besessen mit jeder neuen Cellulitisdelle beschäftigt hatte – geprüft hatte, wie sie in Jeans aussah, sich gesagt hatte, wie anders ihr Leben wäre, wenn sie andere Oberschenkel hätte –, wachte sie nach einer Fettabsaugung mit schrecklichen Schmerzen auf. Sie erinnert sich an den Genesungsprozess, der schmerzhafter war, als sie ihn sich vorgestellt hatte. Erinnert sich, dass sie in den Monaten darauf tausendmal ihre Oberschenkel begutachtete, um sich davon zu überzeugen, wie schön glatt sie wieder waren. Ein Jahr später, als sie zu ihrem ersten Retreat kam, sagte sie: »Die Erkenntnis, dass ich all dieses Geld ausgegeben habe und niemand – mein Mann nicht, meine Schwester nicht und ich auch nicht – zwischen meinen Oberschenkeln von damals und meinen Oberschenkeln von heute einen Unterschied erkennt, ist total frustrierend. Es scheint ihnen egal zu sein, und es fällt ihnen auch nicht auf, dass ich an den Oberschenkeln weniger Cellulitis habe. Ich hatte keine Lust, mein Leben lang mit einem Hass auf meine Oberschenkel herumzulaufen, und jetzt habe ich die Hälfte unserer Ersparnisse für die Operation ausgegeben und kann meine Oberschenkel noch immer nicht leiden.«

Ich sage ihr, dass ich noch nie jemandem begegnet bin, bei dem jahrelange Ablehnung und Hass sich plötzlich und wunderbarerweise in Liebe verwandelt haben, auch nicht nach einem Facelifting, einer Magenband-Operation oder einer Fettabsaugung. Wenn Sie etwas lieben, wollen Sie, dass es ihm gut geht; wenn Sie etwas hassen, wollen Sie es vernichten. Eine Veränderung wird nicht durch Hass, sondern durch Liebe ausgelöst. Eine Veränderung vollzieht sich, wenn Sie das, was Sie ändern wollen, so vollkommen begreifen, dass es keinen Grund gibt, irgendetwas anderes zu tun, als in Ihrem ureigenen Interesse zu handeln. Wenn Sie anfangen, sich wirklich zu Hause zu fühlen in Ihrem Körper, wenn Sie aufhören, ihn, wie meine Freundin Mary Jane Ryan sagt, wie durch eine Kontrollkamera bei der Bank zu beobachten, wird jede andere Möglichkeit, als sich um ihn zu kümmern, undenkbar.

Egal wie sehr Sie sich selbst verabscheuen oder sich einbilden, das Leben wäre besser, wenn Ihre Oberschenkel schlanker oder Ihre Hüften schmaler wären oder Ihre Augen weiter auseinanderstünden – Ihr eigentliches Wesen, das, was Sie persönlich ausmacht, bedarf Ihres Körpers, um Ihre ureigenen Vorstellungen, Bedürfnisse und Ihre Liebe zum Ausdruck zu bringen. Wenn Sie am Nacken Ihres Babys schnuppern und den Duft frisch gepuderter Babyhaut einatmen wollen, brauchen Sie einen Körper aus Fleisch und Blut, eine Nase, Sinne. Präsentsein, Erleuchtung, höhere Erkenntnis sind nur möglich, weil ein Körper da ist, in dem sie sich entfalten können. In dem Roman *In meinem Himmel* von Alice Sebold schlüpft die ermordete Erzählerin Susie, die ihren Freund küssen möchte, in dessen Körper, um die Wärme von Lippen auf Lippen zu spüren – als wäre es das Himmelreich selbst, einen Körper zu haben.

Auch wenn Sie mit Ihrer Körperlichkeit im Clinch liegen: Tatsache ist, dass Sie hier sind und die 151.000 Menschen, die heute gestorben sind, nicht. Vor Jahren hörte ich eine Meditation, bei welcher der Leiter anregte, wir sollten darüber nachdenken, was Menschen, die gerade gestorben sind, dafür geben würden, dort zu sitzen, wo wir uns gerade befinden. In irgendeinem Körper zu sein, in irgendeinem Raum. Er sagte: »Denkt darüber nach, was sie darum geben würden, nur noch einen einzigen Augenblick in dieser physischen Form zur Verfügung zu haben, in diesen Armen, diesen Beinen, diesem schlagenden Herzen, und keinem anderen.« Ich überlegte mir, dass den Toten, von denen er sprach, der Oberschenkelumfang irgendwelcher Leute wohl ziemlich egal war.

Ihr Körper ist das Stück vom Universum, das Ihnen gegeben wurde; solange Ihr Herz schlägt, überschwemmt er Sie fortlaufend mit unmittelbaren sinnlichen Erfahrungen. Rot, Salz, Einsamkeit, Hitze. Wenn eine Freundin Ihnen etwas Unangenehmes sagt, haben Sie Schmerzen im Brustkorb. Wenn Sie sich verlieben, ist derselbe Brustkorb von freudiger Erregung erfüllt wie von einem sprühenden Feuerwerk, einem rauschenden Wasserfall, einer Explosion. Wenn Sie einsam sind, fühlt Ihr Körper sich leer an. Wenn Sie traurig sind, fühlt er sich an, als läge ein Lastwagen auf Ihrer Lunge. Kummer fühlt sich wie eine Flutwelle an, die Sie umwirft, Freude wie Sektperlen, die in Ihren Armen, Ihren Beinen, Ihrem Bauch hochkribbeln. Unser Verstand ist wie ein Politiker; er denkt sich Dinge aus, verdreht die Wahrheit. Unser Verstand ist ein Meister im Beschuldigen, aber unser Körper … unser Körper lügt nicht. Was natürlich genau der Grund ist, aus dem so viele von uns gelernt haben, sich gefühlsmäßig beim ersten Anzeichen eines Problems aus ihm zurückzuziehen.

Die Fähigkeit, »ein wenig in Distanz zu unserem Körper zu leben«, war einmal unsere optimale Überlebensstrategie. Weil Kinder seelisches Leid unmittelbar körperlich erleben und kein Mittel haben, dieses Leid verbal zu äußern, lernten wir, uns innerlich aus dem Staub zu machen – und zwar Hals über Kopf. Wir entwickelten die Fertigkeit, uns gefühlsmäßig aus unserem Körper zurückzuziehen, und vermieden es so, von dem Schmerz, der uns überfiel und in Stücke zu reißen drohte, tatsächlich vernichtet zu werden. Es war ein Ausweg, der uns das Leben gerettet hat.

Aber der überstürzte Ausstieg aus der Körperlichkeit ist inzwischen vor allem aus zwei Gründen nicht mehr angemessen: Er beschneidet uns in unserer Fähigkeit, etwas zu fühlen und so die Situationen wirklich zu durchleben, mit denen wir im Laufe unseres Daseins konfrontiert werden. Wenn der Schmerz uns komplett aus der Bahn wirft und unsere einzige Reaktion darin besteht, eine Pizza zu essen, ersticken wir sowohl unsere Fähigkeit, den Schmerz wirklich wahrzunehmen, als auch die Zuversicht, dass er uns nicht umbringen wird, im Keim. Wenn Sie ein Gefühl gar nicht erst aufkommen lassen, geben Sie ihm auch nicht die Chance, sich wieder aufzulösen.

Ein Leben in Distanz zum eigenen Körper ist auch aus einem zweiten Grund nicht mehr angebracht: Weil der Körper der einzige Ort ist, an dem wir Hunger und Sättigung verspüren, sind alle Versuche zum Scheitern verurteilt, bei denen wir ein zwanghaftes Essverhalten beenden wollen, ohne ihn zu beachten. Wenn Sie anfangen zu essen, ohne sich vorher darüber im Klaren zu sein, ob Ihr Körper Hunger meldet oder nicht, ist das einzige Signal, das Sie darauf hinweist, jetzt besser die Gabel hinzulegen, ein an Übelkeit grenzendes Unbehagen.

Mir ist klar, dass es nicht sonderlich verlockend erscheinen mag, mit der Aufmerksamkeit zum eigenen Körper zurückzukehren, nachdem Sie ein Leben lang gegen ihn Krieg geführt haben – vor allem wenn er Sie beim Gehen oder Sitzen spürbar beschränkt. Aber dass es schwierig ist, sich im eigenen Körper wieder zu Hause zu fühlen, bedeutet nicht, dass Sie den Rest Ihres Lebens damit verbringen sollten, es zu vermeiden.

Die Erinnerung daran, dass Sie einen Körper haben, kann an irgendeinem x-beliebigen Tag erfolgen und zum Beispiel so aussehen: Sie schlurfen so vor sich hin und ertappen sich plötzlich dabei, dass Sie gehen, ohne bewusst wahrzunehmen, dass Sie gehen. Dann ermahnen Sie sich dazu, sich Ihren Atem bewusst zu machen – Ihr Bauch bewegt sich, Ihre Lunge füllt sich mit Luft. Sie spüren eine Art Fließen oder Kompaktheit oder Wärme oder Kribbeln in den Beinen. Sie bemerken, dass Sie Arme haben, dass Sie Hände haben, und dass Sie damit gerade einen Stift oder ein Kind hochheben. Sie kommen einen Augenblick lang in Ihrem Körper an und sind schon wieder weg, schweben von hier nach da, ohne eine klare Erinnerung an den Übergang zu haben. Dann landen Sie plötzlich wieder dort – einen Atemzug lang, dann noch einen –, und es ist, als wäre alles neu. Sie spüren den Atem Ihres Kindes auf Ihrem Gesicht. Sie hören das Kratzen des Stifts auf dem Papier. Sie geben sich ganz und gar dem Geräusch hin, als sei es die erste Note einer Sinfonie. Und schon im nächsten Augenblick sind Sie innerlich schon wieder völlig woanders und sehen, ohne zu sehen, hören, ohne zu hören.

Hundertmal am Tag kehren Sie mit Ihrer Aufmerksamkeit zu Ihrem Körper zurück. Auch wenn Sie in einem städtischen Umfeld mit heulenden Sirenen und hupenden Autos leben, können Sie sich auf körperliche Empfindungen konzentrieren – auf den Kontakt, den Ihre Beine mit dem Stuhl haben, auf das Geräusch, das die Computertasten beim Anschlagen von sich geben, auf den Hauch von Kälte in der Luft. So leben wir, wie der Autor John Tarrant schreibt, »in unserem eigentlichen Bereich und gehen nicht herum und übersehen Dinge, so als ob wir Länder nur anhand ihrer Flughäfen und Hotels kennen würden«.

Der aus Vietnam stammende buddhistische Lehrer Thich Nhat Hanh sagt: »Es gibt keinen Weg zum Glücklichsein – Glücklichsein ist der Weg.« Genauso gibt es keinen Weg zurück in den Körper; der Körper ist der Weg. Sie verlassen ihn und kehren wieder zu ihm zurück. Gehen und kommen zurück. Vergessen und erinnern sich wieder. Vergessen. Erinnern. Ein Atemzug, und dann noch einer. Ein Schritt, und dann noch einer. So einfach ist es. Und es ist egal, wie lange Sie weg waren; wichtig ist, dass Sie zurückgekommen sind. Bei jeder Rückkehr, jedem Geräusch, jeder gefühlten Empfindung, ist Entspannung, Erkennen, Dankbarkeit da. Dankbarkeit befruchtet sich selbst, reift zu Blumen heran, wächst an zu Lawinen und Bergen von noch mehr Dankbarkeit. Bald beginnen Sie sich staunend zu fragen, wo Sie die ganze Zeit gewesen sind. Wie Sie so weit gekommen sind. Und Sie erkennen, dass das Schlimme nicht ist, dass Sie diese Arme oder diese Beine haben; sondern dass Sie so sehr davon überzeugt sind, dass Gott dort draußen ist, an einem anderen Ort, in einem anderen Reich, dass Ihnen der zartviolette Streifen Mondlicht entgeht – Ihre eigene erwachte Präsenz.

KAPITEL ZEHN

Das veraltete Navigationssystem

Das größte Hindernis bei jeder Art von Veränderung ist die Stimme, die Ihnen sagt, sie sei nicht möglich. Diese Stimme sagt: *Du warst schon immer so, du wirst immer so sein, wozu das Ganze? Niemand ändert sich je wirklich. Also kannst du genauso gut essen. Hast du übrigens in letzter Zeit einmal einen Blick auf deine Arme geworfen? Und was hast du dir bloß dabei gedacht, als du heute diese Hosen angezogen hast? Hast du die Speckrollen gesehen, die sich darunter abzeichnen? Und entschuldige, aber hast du heute vergessen, Make-up aufzulegen, oder siehst du etwa so aus, wenn du schon geschminkt bist? Diese Haare. Diese Oberschenkel. Warum machst du dir überhaupt Gedanken darüber? Hab ich das gerade recht gehört, was du da zu deinem Chef gesagt hast? Wer bist du überhaupt, Königin des Universums? Wie oft musst du noch auf die Schnauze fallen, bis du lernst, deinen Mund zu halten?*

Anne Lamott nennt das den Radiosender Eigenwahn. Weniger lyrisch veranlagte Leute (etwa Sigmund Freud) nennen es das Über-Ich, den internalisierten Elternteil, den inneren Kritiker. Ich nenne es *Die Stimme.*

Jeder trägt Die Stimme in sich. Sie ist unabdingbar für unsere Entwicklung. Zum Beispiel müssen Sie lernen, dass man seine Hände tunlichst nicht ins Feuer hält, ebenso wie man besser nicht in heranfahrende Autos hineinläuft oder ein Stromkabel ins Wasser hält. Sie müssen lernen, dass Sie im Haus anderer Leute wahrscheinlich nicht gern gesehen sind, wenn Sie dort das Essen an die Wand werfen oder ihnen Schlangen ins Bett legen. Wenn Ihnen Autoritätspersonen wie Eltern, Lehrer oder Familienangehörige von außen verbale und nonverbale Instruktionen für das körperliche und seelische Überleben erteilen, verschmelzen wir all diese Stimmen durch einen Vorgang namens Introjektion (das Verinnerlichen fremder Anschauungen) zu einer einzigen Stimme – Der Stimme.

Entwicklungspsychologen sagen, dass Die Stimme bei den meisten von uns im Alter von vier Jahren voll ausgeprägt ist; von da an fungiert sie als moralischer Kompass und hält uns von einem Verhalten ab, das zu Problemen führen könnte. Statt zu fürchten, dass unsere Eltern an uns herumnörgeln, fürchten wir, dass Die Stimme an uns herumnörgelt. Statt dafür bestraft zu werden, dass wir es wagen, unserer Mutter oder unserem Vater zu widersprechen, bestrafen wir uns als Erwachsene selbst, wenn wir zu glauben wagen, unser Leben könne anders aussehen. Wir wollen keine Risiken mehr eingehen. Haben Angst vor Veränderung.

Die Stimme schaltet sich ein, sobald wir den Status quo infrage zu stellen suchen. Sobald wir irgendetwas zu tun beabsichtigen, was unseren Eltern missfallen würde. Je nachdem, wie unsere Eltern waren, kann das alles Mögliche sein, von einer Reise nach Asien *(Überall diese grässliche Malaria. Diarrhö. Lepra. Bleib besser zu Hause!)* über das Vertrauen in die eigenen Instinkte *(Deinen Instinkten vertrauen? Wie bitte? Hast du nicht gemerkt, wo dich das hingebracht hat?)*, bis zur Benutzung Ihrer Beziehung zum Essen als Tür zu Ihrem wahren Wesen *(Ich werde dir dein wahres Wesen zeigen. Es sieht so aus wie du, als du letzte Woche die Kartoffelchips in dich hineingeschlungen hast!)*.

Manche Leute brauchen ein bisschen länger, bis sie Die Stimme verinnerlicht haben – das war beispielsweise auch bei mir der Fall. Als ich acht war, saßen meine Freundin Amanda und ich an einem Sommernachmittag in New York leicht ermattet auf einer Treppe und beobachteten die Passanten. Wir waren fasziniert von ihren Hintern, gefesselt von jeder melonenförmigen Wölbung. Irgendwann konnten wir uns nicht mehr beherrschen, erwachten aus unserer Trägheit und dachten uns ein Spiel aus: Eine von uns würde ganz langsam auf Zehenspitzen hinter einem Fremden herschleichen, während er die Straße hinunterging. In einem günstigen Augenblick würden wir ihn ins Gesäß kneifen und in die entgegengesetzte Richtung davonrennen. Unser Spiel lief etwa eine halbe Stunde ziemlich gut, bis Amanda einen gewissen Martin in den Hintern kniff, den Sohn von Ethel und Harry Sherman; Martin erzählte es Ethel, und Ethel rief meine Mutter an, die nach draußen kam und mich dabei erwischte, wie ich Murray Wise in den Hintern zwickte, ihren Zahnarzt. Gott, das gab Ärger. »Was fällt euch ein, hier herumzuschleichen und andere Leute in den Po zu kneifen; ihr wisst doch wohl genau, dass das nicht in Ordnung ist«, blaffte meine Mutter Amanda und mich an, bevor sie sich wortreich bei Dr. Wise entschuldigte. »Es macht Spaß«, erklärten wir beide wie aus einem Munde. »Es ist eine Verletzung ihrer Privatsphäre«, erklärte meine Mutter. »Damit ist nicht zu spaßen. Hört sofort auf damit! Sofort! Nicht morgen, nicht nächste Woche, sofort! Ab ins Haus mit euch!«

Die Stimme steuert unsere Impulse, stellt eine Brücke her zwischen dem, was sich gehört, und skandalösem Verhalten; eine ihrer Hauptaufgaben besteht darin, ein Verhalten zu unterdrücken, das dazu führt, dass man im Gefängnis landet. Bei Hooligans wie mir dauert dieser Prozess länger als normal.

Maximal zwei Stunden nach Beginn eines Retreats bitte ich die Teilnehmerinnen, eine Liste mit zehn Kritikpunkten zu erstellen, die ihnen zu sich selbst eingefallen sind, seit sie zur Tür hereinkamen. »Nur zehn?«, fragt dann gewöhnlich eine. »Nicht hundert? Fünfhundert?«

Dann bitte ich einige von ihnen, die Liste im Tonfall Der Stimme laut vorzulesen. Die Einzelheiten sind von Teilnehmerin zu Teilnehmerin verschieden. Sie wechseln von *Bin ich eigentlich verrückt, dass ich noch so eine Veranstaltung zum Thema Gewicht besuche?* über *Mit mir kann ja wohl etwas nicht stimmen, wenn ich denke, ich könnte ein ärmelloses Kleid tragen?* und *Meine Zehennägel sind widerlich!* bis zu *Ich verschwende meine Zeit und sollte am besten sofort nach Hause zurückkehren.* Manchmal sagt Die Stimme: *Du strengst dich zu sehr an.* Manchmal sagt sie: *Du strengst dich nicht genug an.* Aber die zentrale Botschaft ist immer dieselbe: *Du kannst deinen Impulsen nicht vertrauen. Hör auf mich, auf niemanden sonst. Verlass dich auf mich. Sonst wirst du als gescheiterte Kreatur von dieser Welt gehen. Unfähige Idiotin.*

Klingt extrem? Stimmt. Klingt, als würden Sie niemandem erlauben, so mit Ihnen zu reden? Vielleicht. Aber so reden Sie sich von dem Moment an, in dem Sie morgens aufwachen, bis zu dem Moment, in dem Sie abends die Augen schließen. Und dabei verschwenden Sie nicht einen klitzekleinen Gedanken an die Grausamkeit, die hinter solchen Sätzen steckt. Sie haben sich an die Beleidigungen gewöhnt. Und das ist das Fatale: Die Stimme fühlt sich so nach Ihnen an, sie klingt so nach Ihnen, dass Sie glauben, dass sie Sie *ist.* Sie meinen, Sie würden sich selbst die Wahrheit sagen. Und sind absolut überzeugt: Würde Ihnen Die Stimme nicht stetig ins Gewissen reden, würden sich Ihre barbarischen, ungezähmten Impulse Bahn brechen, und Sie würden Amok laufen.

Nehmen wir eine Situation, die wahrscheinlich alarmierend häufig entsteht, möglicherweise viele Male am Tag. Sie gehen gut gelaunt Ihren morgendlichen Tätigkeiten nach, bis Sie auf einmal eine alte Hose anprobieren. Oh je. Das rechte Bein passt nicht in die vorgesehene Öffnung. Die Öffnung, die schon letztes Jahr eine Nummer größer war als vorletztes Jahr. Die Stimme sagt: *Sieh dich bloß mal an! Du bist so was von widerwärtig! Deine Oberschenkel sind so groß wie die Rocky Mountains.* Sie mustern die fraglichen Körperpartien. Hm, denken Sie, meine Oberschenkel sind wirklich fast so groß wie mein ganzer Körper, das Wohnzimmer, dieser Häuserblock. Die Stimme sagt: *Du solltest dich schämen!* Sie pflichten ihr bei. Sie denken: Ich *schäme* mich für mich, wie konnte ich mich bloß so gehen lassen? Die Stimme fährt fort: *Schlimmes Mädchen. Schlimm, schlimm, schlimm.* Sie denken: Wirklich schlimm, diese Oberschenkel. Und ich selbst, ganz schlimm.

Ein paar Minuten später merken Sie, dass Sie sich fühlen, als hätten Sie sich in Luft aufgelöst. Der Raum, den Sie zuvor eingenommen hatten, ist von einem gespenstischen Grauen und Ihrem vagen Empfinden ausgefüllt, hilfsbedürftig, schwach und fett zu sein. Binnen weniger Minuten sind Sie emotional völlig abgestürzt und meinen, Ihr Leben sei keinen Pfifferling wert.

Aber.

Nichts – rein gar nichts – hat sich seit einem nun Jahrhunderte entfernt wirkenden Zeitpunkt verändert, als Sie sich unternehmungslustig, munter, unerschrocken fühlten. Fakt ist, dass Sie nicht in Ihre Hose passen. Fakt ist, dass Sie in den letzten Monaten zugenommen haben. Aber warum sollten ein paar Kilo mehr die Macht haben, Ihr Wohlbefinden bis zum Letzten zu zerstören? Warum können Sie nicht einfach zur Kenntnis nehmen, dass Sie zugenommen haben, und ein paar Entscheidungen treffen, wie

Sie mit einer gewissen Klugheit und Selbstachtung weiter vorgehen wollen?

Weil Die Stimme nicht die Absicht hat, Ihre Intelligenz oder Ihren Gleichmut zu aktivieren, sondern Sie lahmzulegen. In ihrer Entstehungszeit war sie biologisch sinnvoll: Sie verhinderte, dass Sie von den Menschen, auf die Sie angewiesen waren, abgelehnt wurden. Aber jetzt ist sie überholt, ein archaisches Relikt aus Ihrer Kindheit, das zwar nicht mehr nützlich ist, aber trotzdem noch über Ihr Leben bestimmt und es Ihnen unmöglich macht, bei dem, was Sie tun, echtes Unterscheidungsvermögen und wahre Intelligenz walten zu lassen. Ihre Hauptwarnung lautet: *Überschreite bloß die Grenze nicht. Lass alles so, wie es ist.*

Die Stimme vereinnahmt all Ihre Kraft, Ihre Leidenschaft und Ihre Energie – und wendet sie gegen Sie. Weil sie etwas objektiv Wahres – dass Sie zugenommen haben – meisterlich mit einem moralischen Urteil verknüpft – dass Sie deshalb eine totale Versagerin sind –, fühlen Sie sich unterlegen und schwach, was Sie in der Folge anfällig dafür macht, sich an die nächstbeste schnelle Lösung, das nächstbeste Wundermittel zu klammern. An irgendetwas, was das Gefühl, eine erbärmliche Niete zu sein, vertreibt.

Die Stimme ist gnadenlos, verheerend, lebenszerstörend. Sie sorgt dafür, dass Sie sich so schwach, gelähmt und inkompetent fühlen, dass Sie es nicht wagen, (ihre) Autorität infrage zu stellen. Sie will mit aller Macht verhindern, dass Sie aus dem herauskatapultiert werden, was sie für den Bannkreis der Liebe hält.

Manche Retreat-Teilnehmerinnen sind überzeugt, dass Die Stimme eine exakte Kopie ihrer Mutter oder ihres Vaters ist und dass nichts weniger als Exorzismus sie von ihren Tiraden befreien wird. Und obwohl es sein kann, dass Die Stimme verdächtig nach Mutter oder Vater oder auch beiden klingt, ist es gut, sich ins Gedächtnis zu rufen, dass sie im Allgemeinen ein Konglomerat aus verschiedenen Autoritätsfiguren darstellt, auch wenn die ersten und wichtigsten Bezugspersonen eine besonders große Rolle spielen.

In meiner Familie schlug meine Mutter in puncto Lungenkapazität und stimmlichen Darbietungen alle anderen Konkurrenten aus dem Feld. Sie sagte Dinge wie: »Wenn du das noch ein Mal machst, vermöbele ich dich so, dass dir Hören und Sehen vergeht!« Und: »Langeweile? Du sagst, du langweilst dich? Hau mal mit dem Kopf gegen die Wand, wenn du dann aufhörst, geht's dir besser.« Wenn solche Äußerungen von entsprechenden Gesten und vorquellenden Augen begleitet wurden, zeitigten sie die beabsichtigte Wirkung: Ich schlich mich mit dem Gefühl davon, mein Leben sei ein einziges Schlamassel. Und es hätte desaströse Folgen, wenn ich ihre Aktionen infrage stellte.

Meine Version Der Stimme zeichnet sich durch die gleiche Sprachmelodie, die gleiche sarkastische Note, den gleichen herablassenden Tonfall wie die meiner Mutter aus. Aber zu dem, was sie mir eingibt, gehören auch *Die Gesetze Des Lebens Gemäß Bernie Roth*, meinem Vater, der, als ich mein erstes Buch zu schreiben versuchte, sagte: »Ich habe gehört, dass vor Kurzem jemand ein unsigniertes Manuskript von Charles Dickens einem Verleger präsentiert hat, und das Buch wurde abgelehnt! Wie kommst du bloß auf die Idee, du würdest besser schreiben als Charles Dickens?« Als mein Vater mich zum ersten Mal vor großem Publikum sprechen hörte, sagte er: »Du hast Charisma. Aber das hatte Hitler auch.« Das sagte ein Mann, dessen dreiunddreißig Familienangehörige in Auschwitz vergast worden waren. Und genauso wie das Gekeife meiner Mutter hinterließen die ruhigen, wohlüberlegten Äußerungen meines Vaters bei mir das Gefühl, ich sei klein, unterlegen, unfähig.

Ich erzähle diese Geschichten nicht, weil ich meinen Eltern Vorwürfe machen will. (Offenbar habe ich das unabsichtlich in mei-

nen früheren Büchern getan. Neulich waren meine Mutter und mein Stiefvater Dick auf einer Gesundheitsmesse, wo mein Stiefvater Xango verkaufte, ein Wundergetränk aus dem Regenwald. Eine Ernährungsberaterin war intensiv in ein Gespräch mit Dick vertieft, als er fragte, ob sie meine Bücher gelesen habe. »Ja«, sagte sie, »ich ziehe sie ständig heran.« Dick sagte: »Ich bin ihr Stiefvater.« Er wandte sich an meine Mutter und sagte: »Das ist ihre Mutter.« Die Ernährungsberaterin starrte ihn wütend an. Schließlich sagte sie zu meiner Mutter: »Wissen Sie.« Pause. Taktschlag. Stille. »Geneen hatte eine schlimme Kindheit!« Und stakste davon. Meine Mutter rief ihr nach: »Ja, ich weiß, ich hab es selbst miterlebt!«)
An dieser Stelle, siebenunddreißig Jahre, nachdem ich von zu Hause ausgezogen bin, geht es weder um meine Mutter noch um meinen Vater (eine Tatsache, die mir irgendwie unangenehm ist, denn Vorwürfe sind, na ja, so befreiend), sondern darum, wie sie in mir repräsentiert sind.

Auch wenn Sie zu den Glücklichen gehören, deren Eltern nett und liebevoll waren und auf jede Ihrer Äußerungsformen eingegangen sind, hat sich in Ihrer Psyche Die Stimme festgesetzt – und auch sie muss infrage gestellt werden. Denn selbst die einfühlsamsten Eltern vermögen es nicht, ihre Kinder völlig unvoreingenommen zu betrachten. Sie geben ihre eigenen Definitionen von Erfolg und Spiritualität, Liebe und Kreativität weiter, und es liegt in der Natur der Sache, dass diese nicht hundertprozentig mit den individuellen Bedürfnissen des Kindes in Einklang stehen.

Kinder sind tropistisch: Sie wachsen in die Richtung, aus der sie Licht und Aufmerksamkeit bekommen. Was in der Kindheit ignoriert wurde, entwickelt sich nicht. Wenn ein Kind für seine Leistungen geschätzt wird, lernt es, das, was es tut, mehr zu schätzen als das, was es ist – und Die Stimme greift ein, wenn es das Leistungssoll nicht erfüllt. Wenn Ihre Eltern keine Antennen hatten für das, was nicht erreicht oder gesehen oder bewiesen werden konnte, sind Sie groß geworden, ohne diese Dimensionen in sich zu erkennen. Und Die Stimme meldet sich als Zynismus und Zweifel jedes Mal zu Wort, wenn Sie in die Welt jenseits des sichtbaren Scheins ausscheren.

Die Stimme raubt Ihnen Ihre Kraft, setzt Sie auf erniedrigende Weise schachmatt und hält Sie in einer Welt fest, die nach den Vorstellungen früherer Autoritätspersonen geformt ist – und die geben Richtungen vor, die oft grausam sind und für das, wer Sie sind und was Sie lieben, fast immer irrelevant. Weil Die Stimme sich Ihre Klarheit und Ihr objektives Wissen untertan macht, hindert sie Sie daran, den Kontakt zu Ihrer eigenen Autorität herzustellen. Sie behandelt Sie als ein Kind, das einen moralischen Kompass braucht, der allerdings nie die Richtung in unbekanntes, neues Terrain anzeigt. Die Stimme ist wie ein Navigationssystem für ein Gebiet, das es so gar nicht mehr gibt. Wenn Sie ihren Anweisungen folgen, bringen Sie Ihr Leben mit dem Versuch zu, in einer vor Jahrzehnten verschwundenen Stadt Straßen zu finden, die überhaupt nicht mehr existieren. Und wundern sich dann, warum Sie sich so verloren fühlen.

Die Autorin Byron Katie sagt: »Ich liebe meine Gedanken. Ich erliege nur nicht der Versuchung, ihnen Glauben zu schenken.« In dem Augenblick, in dem Sie aufhören, Der Stimme zu glauben, in dem Moment, in dem Sie hören: *Du bist der schrecklichste Mensch auf Erden. Du bist egoistisch und oberflächlich und hast ein hartes, verkümmertes Herz, und die Haut an deinem Hals sieht aus wie die eines Elefanten*, und sagen: »Ja, ja, schon gut, sonst noch was?«, oder: »Ach ja? Ich bin der schrecklichste Mensch auf Erden? Was du nicht sagst«, oder: »Schätzchen, das hört sich an, als könntest du ein paar Margaritas gebrauchen. Sprich noch mal mit mir, wenn du sie getrunken hast«, sind Sie frei. Freiheit bedeutet, dass Sie Die Stimme faseln und geschwollen daherreden und dozieren hören und ihr kein Wort glauben.

Wenn Sie sich von Der Stimme befreien, erlangen Sie Zugang zu sich selbst und zu allem, was Die Stimme angeblich zur Verfügung stellt: Klarheit und Einsicht und wahres Unterscheidungsvermögen. Kraft, Wertschätzung und Freude. Mitgefühl. Neugier. Liebe. Nichts ist falsch, denn das Richtige, mit dem Sie es vergleichen könnten, gibt es nicht. Wenn Sie aufhören, auf die ständigen Kommentare über Ihre Oberschenkel, Ihren Wert, Ihr Dasein als solches einzugehen, wenn Sie nicht mehr glauben, dass irgendjemand, insbesondere Die Stimme, weiß, was passieren sollte, bleiben die reinen Fakten. Atem. Luft. Haut, die Fleisch berührt. Hände auf Glas. Ein Taillenbund, der ins Fleisch schneidet. Wenn Sie sich – und sei es auch nur ein einziges Mal – von Der Stimme befreien, erkennen Sie plötzlich, wie lange Sie das Gefangensein in deren Todesgriff mit Ihrem Leben verwechselt haben. Sie sind Ingrid Betancourt, frei, nachdem Ihr Geiselnehmer Sie jahrelang in Ketten gehalten hat.

Und dann.

Dann können Sie sich fragen, ob Sie sich mit Ihrem aktuellen Gewicht wohlfühlen. Ob Sie sich gesund, voller Energie, wach fühlen. Und wenn die Antwort Nein lautet, können Sie sich fragen, mit welcher alltagstauglichen Methode Sie etwas daran ändern können. Womit Sie leben können, was Sie durchhalten können. Was Ihr Herz berührt. Den Frauen in meinen Retreats sage ich oft, dass sie den Code für ihre Beziehung zum Essen mit einer anderen Methode knacken müssen, wenn sie bei meinen Worten nicht ein dröhnendes inneres Ja hören, wenn sie nicht in sich die Sehnsucht spüren, sich auf ihren ganz individuellen Prozess einzulassen; denn nur so stehen sie nicht mehr außen vor sich und versuchen verzweifelt, hereinzukommen. Wenn Sie dem Unfug Der Stimme Gehör schenken und ihn sich ernsthaft zu Herzen nehmen, bleiben Sie außerhalb Ihrer selbst. Sie bleiben gefangen. Erfüllt von Scham, Angst und Panik. Solange Ihnen das Wort Der Stimme heilig ist, ist keine authentische, dauerhafte Veränderung möglich.

Obwohl die Retreat-Teilnehmerinnen am ersten Tag ihre selbstkritischen Gedanken aufschreiben, obwohl sie das Vorhandensein Der Stimme benennen, gerät in den zwei oder drei Tagen darauf fast jede wieder in ihren Bann. Weil Die Stimme sich so sehr wie Sie selbst anfühlt und Sie so restlos davon überzeugt sind, dass Sie ohne sie bar jeder Selbstbeherrschung und Moral durchs Leben stürmen würden, dauert es ein bisschen, bis Sie sich aus ihrer Gewalt befreit haben; es geschieht schrittchenweise.

Sie fangen damit an, dass Sie Die Stimme und ihre Wirkung auf Sie benennen. Und obwohl sich das sehr einfach anhört, ist es eher so, als würden Sie Eisen von einem Magneten wegziehen wollen. Oft ist Ihnen nicht bewusst, dass Sie unter ihrem Einfluss stehen, bis Sie unter ihren Tiraden ins Taumeln geraten. Sie stellen fest, dass Sie sich noch vor zehn Minuten wie Sie selbst gefühlt haben, aber jetzt fühlen Sie sich wie Superman, nachdem Lex Luthor ihn mit Kryptonit traktiert hat: ausgelöscht, klein gemacht, schwach, unfähig, erniedrigt, beschämt.

Weil Sie bisher alles geglaubt haben, was Die Stimme Ihnen eingab, besteht in dieser Phase die größte Herausforderung für Sie darin, sich von der Überzeugung freizumachen, Sie müssten Ihre Mängel vor anderen Menschen verbergen, weil diese sich sonst entsetzt abwenden. Sie glauben, dass Die Stimme die Wahrheit kennt, und wollen nicht, dass andere dahinterkommen, was für ein Monster Sie sind. Wie dunkel. Wie unerlösbar. Das Verbergen dient der reinen Selbsterhaltung. Es scheint Ihre einzige Chance, im Leben Freundlichkeit oder Liebe zu erfahren. Wenn Sie mit der Stimme absolut konform gehen, reden Sie sich ein, Ihre beste und einzige Zuflucht bestünde darin, sich für sich selbst zu schämen und sich noch mehr anzustrengen, um es endlich richtig hinzukriegen. So zu sein, wie Die Stimme es sich vorstellt. Eine andere zu sein, jemand, der Sie nicht sind.

Jeder Augenblick, in dem Sie (als Sie nicht unter ihrem Einfluss standen) auf Ihr ureigenstes Wesen, die unsichtbare Welt, Ihre Gedanken geachtet haben – jeder Augenblick, in dem Sie die Münzen Ihrer Aufmerksamkeit in den Brunnen der Achtsamkeit geworfen haben –, kehrt jetzt als das Bewusstsein zu Ihnen zurück, dass *dieses Wrack nicht Sie sind.* Auch wenn es sich vertraut anfühlt und ausweglos erscheint – schließlich geraten Sie umso tiefer in die Situation hinein, je heftiger Sie sich zu befreien versuchen –, ist es nicht Sie. Sie wissen es, weil Sie schon einzelne Momente erlebt haben, in denen Sie froh, mit sich im Frieden, grundlos glücklich waren. Sie wissen schon, dass Sie das sind, was nicht benannt oder angegriffen oder zerstört werden kann. Und dieses Bewusstsein arbeitet jetzt daran, Sie von dem zu trennen, was nicht Sie sind. Von Ihrer Geschichte darüber, dass Sie nicht erlöst werden können. Von Ihrer Scham darüber, die abgeschmackte, hundertmal durchgekaute, vertraute Geschichte über Sie selbst zu sein. Und weil Sie inzwischen das Leben ohne die Geschichte über es lieben, sich selbst ohne Ihre Vergangenheit, sind Sie immer weniger bereit, mit Der Stimme zu verschmelzen und zu leiden. Sie fangen an, das Einfache dem Komplizierten vorzuziehen, die Freiheit dem Vertrauten.

Den Frauen, die noch nicht erfahren haben, wie es ist, von Der Stimme befreit zu sein, sage ich, sie müssten so leben, als ob dies der Fall wäre. Als wüssten sie, dass sie sich eigene Zeit wert sind. Als würden sie es verdienen, dass sie sich um ihren Körper kümmern. Als wären die Möglichkeiten, nach denen sie sich sehnen, tatsächlich vorhanden. Leben, als ob, schlägt eine Brücke zu einer neuen Lebensweise. Es hilft Ihnen zu erkennen, dass etwas anderes möglich ist. Dass Sie wirklich gehen, reden, essen können, als würden Sie es verdienen, hier zu sein.

Meine Retreat-Assistentin Loren sagt, als sie gelernt habe, sich von Der Stimme zu befreien, habe sie mit ihr auf eine Weise sprechen müssen, die ihr bei ihren Eltern nicht erlaubt war. Sie musste Dinge sagen wie: »Verpiss dich! Hau ab! Hack gefälligst auf jemandem herum, der dir gewachsen ist!« Weil Wut in ihrer Familie nicht zulässig war und Die Stimme stark nach der ihrer Eltern klang, empfand sie es als schockierend und befreiend zugleich, ihr zu sagen, sie solle sich verpissen. In dem Augenblick, in dem sie den Mut aufbrachte, sich gegen die Grausamkeit Der Stimme zu verteidigen, fühlte sie sich erleichtert, frei und so, als würde sie ihren Körper wieder in Besitz nehmen, statt von einem Darth-Vader-Klon gesteuert zu werden.

Sobald Sie benennen, was geschehen ist – »Ich bin eingeknickt, Die Stimme und ich sind eins« –, können Sie weitere Schritte unternehmen, um sich von Ihrem Besatzer zu befreien. Schreiben Sie exakt das auf, was Die Stimme geäußert hat, oder sprechen Sie es laut aus; aber statt in der ersten Person zu sprechen (wodurch Sie und Die Stimme weiter als Einheit agieren), schlüpfen Sie bewusst in die Rolle Der Stimme, die zu Ihnen als dem jämmerlichen, bösen, unerlösbaren Ich spricht. Setzen Sie sich auf, wenn Sie im Bett sind. Schreien Sie es heraus, wenn Sie allein im Auto unterwegs sind. Schreiben Sie alles auf, an Ihrem Schreibtisch, in der Küche, im Wohnzimmer. Halten Sie nichts zurück: »Du Arschloch, du Schlampe, du verrunzelte alte Hexe. Wie kannst du es WAGEN …« Achten Sie beim Sprechen auf Ihren Atem. Auf Ihren Bauch. Fällt Ihnen auf, dass Sie sich tot gefühlt haben und nun spüren, wie Ihre Energie zurückkehrt (die Energie, die vorher von Der Stimme usurpiert war)? Die Geschichte an sich, die Worte, sind nicht so wichtig wie die in ihnen eingeschlossene Energie. Bewerten Sie die Details nicht – Oh Gott, ich habe gerade das Wort *Hexe* benutzt –, spüren Sie einfach die unmittelbaren Empfindungen, die in Ihrem Körper entstehen. *Wow. Das fühlt sich an wie eine Kugel aus glühend roter Lava in meiner Brust. Jetzt steigt sie hoch in meinen Hals. Jetzt wandert sie nach unten in meinen Bauch, in meine Arme. Jetzt fühle ich mich groß. Weit.* Achten Sie auf das, was passiert, ohne entsprechend zu handeln. Ohne ihm nachzugeben oder es zu unterdrücken. Nur Energie. Reine Leidenschaft. Ungezügelt. Sie lassen sie zu. Wenn diese Energie nicht auf ein Objekt gerichtet ist, wenn Sie sie spüren, ohne sie an jemandem oder etwas festzumachen, merken Sie nach einer Weile, dass Sie sich ganz lebendig fühlen. Sie haben sich zurück. Sie sind gesprungen. Akzeptieren keine Etiketten mehr. Sind frei.

Wenn Sie sich befreit und Ihre Kraft zurückerobert haben, können Sie klar erkennen, was Sie stört, und Ihre Entscheidungen treffen. Vielleicht entscheiden Sie, dass es Ihrem Körper nicht bekommt, wenn Sie Zucker essen. Dass Sie einen Arzt oder einen Ernährungsberater konsultieren sollten. Sie könnten beschließen, dass Sie sich einen anderen Arbeitsplatz suchen müssen. Oder einen anderen Partner. Dass Ihr Körper sich mehr bewegen muss. Aber solange Sie sich nicht von Der Stimme befreit haben, sind alle Entscheidungen, die Sie auf der Basis Ihrer Unterdrückung treffen, wie durch Folter erzwungene Geständnisse. Wenn Sie beschließen, dass Sie zehn Kilo abnehmen müssen, weil Sie mit Ihrem jetzigen Gewicht schrecklich aussehen, oder dass Sie jeden Tag meditieren oder sonntags in die Kirche gehen müssen, weil Sie sonst in die Hölle kommen, treffen Sie Entscheidungen über Ihr Leben, während Sie mit Ketten verprügelt werden. Den von Der Stimme eingeflüsterten Entscheidungen – Entscheidungen, die unter dem Einfluss von Scham oder Gewalt, Schuldgefühlen oder Verzicht entstanden sind – ist nicht zu trauen. Sie haben keinen Bestand, weil sie auf der Angst vor Konsequenzen und nicht auf der Sehnsucht nach Wahrheit beruhen.

Fragen Sie sich stattdessen, was Ihnen innerlich etwas bedeutet. Ohne Angst vor Konsequenzen, ohne massiven Druck, Scham oder Schuldgefühle. Was motiviert Sie dazu, freundlich zu sein, sich um Ihren Körper, Ihre Seele, andere, die Erde zu kümmern? Vertrauen Sie der Sehnsucht, vertrauen Sie der Liebe, die ohne die Angst vor drohender Bestrafung in die Tat umgesetzt werden kann. Vertrauen Sie darauf, dass Sie nicht das zerstören werden, was am wichtigsten ist. Das ist das Mindeste, was Sie sich selbst zubilligen sollten.

Teil drei

Essen

KAPITEL ELF

Manche lassen sich's gut gehen, manche nicht

Meine liebste Diät aller Zeiten war die Zigaretten-, Kaffee- und Creme-Soda-Light-Diät. Ein prominenter Psychologe namens Bob erzählte mir eines Sommers davon, als ich im zweiten College-Jahr war. Bob, der einst über zweihundert Kilo gewogen hatte, war jetzt aufgrund seiner neuen Erfindung ermutigend schlank: Bei seiner Alles-braun-Diät rauchte er pro Tag drei Päckchen Zigaretten und trank zwölf Tassen Kaffee, das war's.

»Wow!«, bemerkte ich zu Bob in dem Café, in dem ich gerade dick mit Butter bestrichene Muffins in mich reinstopfte, während er, was sonst, Kaffee trank und vollkommen runde, zarte graue Kringel in die Luft blies. »Na endlich! Das ist mal eine vernünftige Methode abzunehmen!«

Bob nickte heftig. Dank einer Koffeinzufuhr, die für den Betrieb eines Atomkraftwerks gereicht hätte, hatten seine Körperbewegungen etwas Manisches: Er stampfte beim Reden mit den Füßen auf den Boden, seine Hände schnitten Kreise in die Luft. Dann sagte er: »Es funktioniert wirklich, Geneen. Ich habe über hundert Kilo abgenommen. Und das Beste ist, dass ich mich nicht mit irgendetwas Ätzendem herumschlagen muss. Ich brauche mich nicht mit Kauen anzustrengen. Ich brauche kein Geschirr abzuwaschen. Keine Teller, kein Besteck. Mit dieser Diät schafft es jeder, schlank zu werden!«

Und so begann ich gleich am nächsten Tag mit der Allesbraun-Diät, wobei ich allerdings als persönliche Variante ein Creme-Soda-Light-Getränk mit in den Plan aufnahm. Ich hielt die Methode drei Wochen durch und nahm, wie Sie sich vorstellen können, ziemlich ab. Und weil ich nie schlief, machte ich auch noch zahlreiche zuvor beängstigende Vorsätze wahr und schaffte es zum Beispiel, *Den Grafen von Monte Christo* zu lesen und eine knallbunte, geometrisch gemusterte Wolldecke zu stricken.

Aber nicht nur für diese Diät war ich auf Anhieb Feuer und Flamme. Jedes Mal wenn ich von einer neuen Ernährungsmethode erfuhr – der Nur-Brathähnchen-Diät, der Einen-Eisbecher-mit-Schokosoße-und-Sahne-am-Tag-Diät, der Nur-Trauben-und-Nüsse-Diät –, nahm ich die Aufforderung begeistert, ja mit nahezu religiöser Ehrfurcht an. Ich liebte es, wenn man mir sagte, was zu tun war. Es vermittelte mir das Gefühl, dass jemand die Verantwortung übernahm. Jemand hatte die Situation beurteilt, begriffen, in was für einem Schlamassel ich steckte, und die Lösung gefunden. Protein. Nudeln. Rohkost. Nachtigallenkot. Es war egal. Ich war bereit, die Diät einer Woche schon in der nächsten durch ihr komplettes Gegenteil zu ersetzen, weil jemand es empfohlen hatte. Der Glaube, dass ich erlöst werden könnte, dass ich Frieden hätte vor dem unbarmherzigen Selbsthass, für den ich meine dicken Oberschenkel verantwortlich machte, wenn ich mich nur getreulich an die Regeln hielt, beruhigte mich ungemein.

Es stimmt: Jede Diät, die ich absolviert habe, funktionierte hervorragend. Ich nahm immer ab. Ich wurde immer erlöst, denn die Regeln waren klar und eindeutig:

- Bereue!
- Entsage!
- Hungere!

Und dann konnte ich die Entsagungen nicht eine Minute länger ertragen. Keine einzige. Wenn die Schmerzgrenze erreicht war, kam meine andere Seite zum Vorschein. Ordnung schlug um in Chaos, Selbstbeschränkung in Sich-gehen-Lassen. Wie ein Werwolf bei Vollmond wurde ich zu einem Geschöpf der Nacht, einer wildgewordenen Bestie, die mit der bei Tageslicht sichtbaren Person so gut wie nichts gemein hatte. Ich riss Lebensmittelschachteln und Tüten auf, zerfetzte sie, brach krachend Dosen auf und bahnte mir so meinen Weg mit einer Gefräßigkeit, als hätte ich seit Jahren nichts mehr gegessen. Nachdem ich anderthalb Jahre von Rohkost und Säften gelebt hatte, verschlang ich zwei Monate lang ganze Pizzen und Salamis mit einem Bissen. Nach drei Wochen Alles-braun-Diät verleibte ich mir für die Dauer von sechs Wochen Donuts im Dutzend ein. Und dann, genauso plötzlich wie es begonnen hatte, durchbrach die Morgendämmerung meine Trance, und ich wechselte wieder in den zivilisierten Zustand.

Als ich mit den Diäten aufhörte, nahm ich irrtümlich an, alle zwanghaften Esser würden sich nach Regeln, Anweisungen und Ordnung sehnen, bis sie gegen das alles rebellierten und fraßen. Aber vor ungefähr zehn Jahren erzählte mir eine befreundete Ernährungswissenschaftlerin, Francie White, manche Leute würden Diäten *hassen*. Manche Leute rebellieren schon in der Sekunde, in der sie einen Diätplan bekommen – und nicht erst drei Wochen später. Ihr Leben gleicht einem einzigen langen Fressanfall.

Als ich darüber mit meinen Retreat-Teilnehmerinnen sprach, stellte sich heraus, dass rund die Hälfte von ihnen es noch nie geschafft hatte, eine Diät erfolgreich durchzuhalten. Sie waren nicht interessiert an Regeln oder Ordnung oder dass man ihnen sagte, was sie zu tun und zu lassen hatten. Sie erzählten mir von einer dunklen, abgründigen Welt, geprägt von rauschhaftem Essverhalten, das nicht von Einschränkungen unterbrochen wurde. Einer Welt, in der sie sich vor dem Kühlschrank wiederfanden, ohne zu wissen, wie sie dorthin gekommen waren. Davon, einen Kuchen bis auf den letzten Krümel verputzt zu haben, ohne dass sie sich daran entsinnen konnten, wie sie den ersten Bissen genommen hatten. Es stellte sich heraus, dass Fressanfälle nicht immer von vorausgegangenen Entbehrungen motiviert waren; für die Hälfte der emotionalen Esser waren Fressattacken (oder zumindest das ständige Überessen) eine Art lebensfüllende Beschäftigung, die nur durch Schlaf, Arbeit oder das Zusammensein mit der Familie unterbrochen wurde. Was mich zu der Schlussfolgerung veranlasste, dass es zwei Kategorien von zwanghaften Esserinnen gibt: verbissene Asketinnen, die sich alles versagen, und hemmungslose Genießerinnen, die sich alles genehmigen und ihren Gelüsten freien Lauf lassen.

Die verbissenen Asketinnen glauben an Kontrolle. Über sich selbst, ihre Nahrungsaufnahme, ihre Umwelt. Wenn es möglich wäre, würden sie am liebsten die ganze Welt kontrollieren. Sie sind überzeugt, dass jeden Augenblick das Chaos über sie hereinzubrechen droht und sie daher *jetzt und sofort* restriktive Maßnahmen ergreifen müssen, die seine Zerstörungskraft minimieren.

Für die verbissenen Asketinnen ist das Verzichten beruhigend, weil es ihnen ein Gefühl von Kontrolle vermittelt. Wenn ich meine Nahrungsaufnahme begrenze, begrenze ich meinen Körperumfang. Wenn ich meinen Körperumfang begrenze, begrenze ich (so glaube ich) meinen Schmerz. Wenn ich meinen Schmerz in Grenzen halte, habe ich mein Leben unter Kontrolle. Ich stelle sicher, dass nichts Schlimmes passiert. Dass das Chaos ausbleibt.

Im Extremfall wächst sich das Begrenzen zur Magersucht aus – einem lebensgefährlichen Hungern –, aber alle verbissenen Asketinnen glauben an Verzicht, Beschränkung und Selbstbeherrschung als Leitprinzipien. Wenn wir bei meinen Retreats zusammen essen, erkenne ich die verbissenen Asketinnen sofort: Auf ihren Tellern ist mehr freier Platz als Essen.

Zu ihren zentralen Überzeugungen gehört, dass weniger mehr ist. Wenn ich im wahrsten Sinne des Wortes weniger Angriffsfläche zeige, kann weniger verletzt werden. Wenn ich mich selbst kleinmache und wenig Raum einnehme, kann ich mich leichter wegducken, wenn ich attackiert werde. Weniger essen – und folglich schlank sein – wird mit Sicherheit gleichgesetzt.

Wenn die aktuelle Maßeinheit Kalorien wären, wüssten verbissene Asketinnen, wie viele Kalorien in einem kleinen Apfel, einer Portion Eiscreme, einem Schokoladenplätzchen enthalten sind. Wenn der glykämische Index zur angesagten Maßeinheit würde, wüssten sie, wie viel Gramm Fett, Protein und Kohlenhydrate eine Scheibe Toast, ein Teelöffel Olivenöl, ein Blaubeermuffin enthält. Was? Haferkleie ist das neueste Wunderlebensmittel? Her damit, die nächsten zehn Jahre kommt sie an alles, was ich esse. Wie bitte? Haferkleie verursacht Krebs? Oh, dann streiche ich sie sofort von meinem Speisezettel. Weil Selbstbeschränkung beziehungsweise Entsagung als Kontrollinstrument verstanden wird, und weil Kontrolle Sicherheit und Sicherheit wiederum Überleben bedeutet, löst jede Aussicht auf Verzicht Erleichterung aus: Sag mir, was ich weglassen muss, und ich fang sofort damit an. Sag mir, was, wann und wie viel ich essen soll. Gib mir Listen zum Auswendiglernen. Gib mir die Regeln, und ich bin dein für immer. Mein Leben hängt davon ab.

Weil Frauen, die sich derart zügeln und kasteien, ständig versuchen, die unbändige Energie im Zaum zu halten, die gleichsam hufescharrend zum Ausbruch drängt – der nächste Vollmond ist schließlich immer nur ein paar Tage entfernt –, können sie sich nie wirklich entspannen. Weil sie versuchen, das Unvermeidliche abzuwenden, müssen sie sich enorm anstrengen, und weil sie sich so anstrengen müssen, haben sie sich eingeredet, Leiden sei etwas Edles. Und wenn etwas nicht schwierig sei, sei es nicht der Mühe wert.

Sie strotzen nicht gerade vor Lebensfreude, aber Lachen und Spaß sind auch nicht ihr Ziel. Der Spaß (oder das, was sie dafür halten) ist ihren Schwestern vorbehalten, den hemmungslosen Genießerinnen.

Hemmungslose Genießerinnen finden jede Art von Regeln schrecklich. Sollten sie jemals mit einer Diät abgenommen haben, dann war das für sie der absolute Horror. Sie misstrauen Programmen, Richtlinien, Essensplänen.

Hemmungslose Genießerinnen sagen: »Ich habe in den letzten sechs Monaten fünfundzwanzig Kilo zugenommen und kann einfach nicht verstehen, wie es dazu gekommen ist.« Während die verbissenen Asketinnen übertrieben wachsam sind und ihre Antennen sich wie die einer Seeanemone ständig in Bewegung befinden, gehen die hemmungslosen Genießerinnen lieber leicht benebelt durchs Leben. Auf diese Weise brauchen sie keinen Schmerz zu fühlen – weder ihren eigenen noch den von irgendjemand anderem. Wenn ich ihn nicht registriere, gibt es nichts in Ordnung zu bringen. Wenn ich in einer Art Rauschzustand durchs Leben gehe, brauche ich mir keine Sorgen um die Zukunft zu machen, denn ich nehme sie ja nicht wahr. Wenn ich weitere Versuche aufgebe, bin ich nicht enttäuscht, wenn ich es nicht schaffe.

Genau wie die Frauen, die sich beim Essen strikt im Zaum halten, haben auch diejenigen, die haltlos ihren Begierden frönen, das Bedürfnis, in Situationen, die sie für widrig oder gefährlich halten, Sicherheit herzustellen. Aber anders als die verbissenen Asketinnen, die versuchen, das Chaos in Schach zu halten, gehen hemmungslose Genießerinnen völlig in ihm auf. Sie sehen keinen Sinn in dem Versuch, das Unkontrollierbare zu kontrollieren, und haben beschlossen, dass es am besten ist, im Bereich des Schemenhaften und Empfindungslosen zu bleiben und sich einfach ins Vergnügen zu stürzen. Es sich so richtig gut gehen zu lassen.

In meinem Buch *When You Eat at the Refrigerator, Pull Up a Chair* (deutsch: *Gönn dir, was dir gut tut*) schrieb ich über meine Freundin Sally, die sich stets alle Freuden genehmigt und die ich meine »Was soll's«-Freundin genannt habe: »Ganz egal, wie ich mich fühle, wenn ich zu ihr komme, bereits nach kurzer Zeit denke ich: ›Ach, was soll's. Ich könnte genauso gut Sekt trinken. Ich könnte meine Zehennägel in Gold lackieren. Ich könnte mitten am Tag ein Bad in ihrer riesigen Wanne nehmen und mich über die Seifenschale in Form einer Seejungfrau freuen. Worüber habe ich mich eigentlich so aufgeregt, bevor ich hierherkam?‹« Ein Besuch bei Sally ist wie ein Fressanfall ohne Essen.

Sowohl verbissene Asketinnen als auch die hemmungslosen Genießerinnen, die bei jeder Gelegenheit beim Essen voll zuschlagen, glauben, es sei nicht genug für alle da und sie würden nicht bekommen, was sie brauchen; die Asketinnen reagieren auf den gefühlten Mangel, indem sie sich selbst einschränken, bevor sie eingeschränkt werden können; diejenigen, die sich blindwütig vollstopfen, reagieren, indem sie zu horten versuchen, was möglich ist, bevor Fülle, Liebe, Aufmerksamkeit zur Neige gehen. Sie sind das Vorbild für das (verzerrte) Klischee von den »lustigen Dicken«, denn oft wirken sie, als hätten sie wirklich Spaß dabei. Sie sehen aus, als hätten sie keine Sorgen, aber nur weil sie alles ausblenden, was durch die schützende Kapsel ihrer emotionalen Betäubung eindringen könnte. Ihr Leben hängt in demselben Maße von der Verleugnung ab wie das der verbissenen Asketinnen vom Verzicht – und wenn sie ihr Schiff nur heil durch die Fluten des Lebens zu steuern vermögen, indem sie die tiefer liegenden Stufen der Wahrheit aus dem Weg räumen, ist das gar nicht mehr so witzig. Oder vergnüglich.

Weil aber die Gesellschaft die Welt des äußeren Scheins nicht hinterfragt, sieht es so aus, als hätten diejenigen, die ihren Gelüsten freien Lauf lassen, mehr Spaß. Für jemanden, der sich selbst jede Freude versagt, ist das Zusammensein mit einem hemmungslosen Genießer, als hätte er einen Tag schulfrei, um im Schnee herumzutollen. Es ist wie das Zusammensein mit einem Wesen von einem anderen Planeten. Wenn ich mit einer Freundin, die sich stets alles gönnt, zu Starbucks gehe, bestelle ich eine kleine Tasse Chai mit Biomilch und kein Wasser. Meine Freundin hingegen bestellt den größtmöglichen Frappuccino – und zwar nicht die Light-Version – mit einer Extraportion Schlagsahne. »Aber es ist erst elf Uhr morgens«, sage ich. Sie grinst und sagt: »Das Leben ist kurz, meine Süße, willst du nicht ein bisschen Sahne?«

Vielleicht fragen Sie sich, warum verbissene Asketen nicht ihr Parteiabzeichen zurückgeben und zur Genießerfraktion wechseln. Wenn man schon entweder das eine oder das andere sein muss (und das ist nun einmal so), warum dann nicht ein hemmungsloser Genießer sein? Wer wird sich denn selbst um die Freuden des Lebens bringen, wenn er schon am Vormittag unbekümmert Champagner trinken und Schlagsahne essen kann?

Ich als verbissene Asketin habe mich das auch gefragt. Genauso wie jede hemmungslose Genießerin. Wenn ich dieses Thema bei meinen Retreats zum ersten Mal anspreche, erlebe ich bei den Frauen vor allem zwei Reaktionen: große Erleichterung und bitteren Neid. Erleichterung darüber, dass ihr Verhalten einen Namen hat. Neid, weil sie das Gegenteil von dem sein wollen, was sie sind. Verbissene Asketinnen glauben plötzlich, ihr Leben wäre besser, wenn sie das Kontrollieren aufgeben könnten. Hemmungslose Genießerinnen sind überzeugt, sie könnten abnehmen, wenn sie es schaffen würden, sich konsequent an einen vernünftigen Ernährungsplan zu halten.

Welcher Typ wir sind, suchen wir uns nicht aus. Oder um es mit den Worten meiner Mutter zu sagen: Es hängt davon ab, in welche Haut Sie hineingeboren wurden. Wir kommen mit bestimmten angeborenen Neigungen auf die Welt, bestimmten Wahrnehmungsverzerrungen. Geschwister, sogar Zwillinge, die bei denselben Eltern aufwachsen, in ein und demselben Umfeld, nehmen Ereignisse unterschiedlich wahr. Ich habe die Erfahrung gemacht, dass wir von Geburt an Genussmenschen oder Asketen sind; und entsprechend ist auch die Brille, durch die wir unsere Familie sehen.

Aber ob wir nun den Freuden des Lebens zugetan sind oder nicht: *Beides*, das Sich-Kasteien genauso wie das Sich-alles-uneingeschränkt-Genehmigen, sind überholte, irrelevante Verhaltensrelikte, die in unserem jetzigen Leben keinen Wert mehr haben. Es sind, wie gesagt, Überlebensmechanismen. Es sind Abwehrstrategien aus der Kindheit, die wir heute einsetzen, um uns vor Verlusten zu schützen, die wir in der Vergangenheit erlebt haben.

Das Sich-Kasteien und das hemmungslose Völlern sind beides Unterkategorien des zwanghaften Essverhaltens, das die übergeordnete Abwehrstrategie darstellt. Ein Zwang ist für uns eine Möglichkeit, uns vor Gefühlen zu schützen, die wir nicht auszuhalten glauben, vor etwas, was – und davon sind wir überzeugt – unerträglich ist. Es ist ein Zwang, weil wir nicht anders können, als ihm nachzugeben. Denn in dem Moment, in dem wir den Zwang ausagieren, meinen wir, wir hätten keine Wahl. Und während Säuglinge und Kleinkinder sich weder das Umfeld aussuchen können, in das sie hineingeboren werden, noch die Art, wie diejenigen, die sich um sie kümmern, sie behandeln, verfügen Erwachsene über eine ganze Reihe von Wahlmöglichkeiten. Ein Säugling kann uns seinen Kopf zuwenden oder ihn abwenden, sonst nichts. Säuglinge und Kleinkinder zerbrechen seelisch, wenn sie allzu großem Leid ausgesetzt werden, aber Erwachsene mit einigermaßen intaktem Ego und Nervensystem brauchen nicht zu befürchten, dass der Schmerz sie umbringen wird. Wenn wir immer wieder die vor zwanzig oder fünfzig Jahren entwickelten Abwehrstrategien anwenden, bleiben wir in der Vergangenheit hängen. Wir verlieren den Kontakt zur Realität. Wir leben in einer Lüge.

Verbissene Asketinnen üben sich in Selbstkontrolle. Hemmungslose Genießerinnen betäuben sich. Beide hatten brillante lebensrettende Strategien, um ihren Schmerz auf ein überschaubares Maß zu reduzieren, als sie voll und ganz auf andere Menschen angewiesen waren und/oder nicht selbst für ihre Interessen eintreten konnten. Aber weil Offenheit und das Aufgeben von Schutzmechanismen heute nicht mehr bedeuten, dass wir erniedrigt, zurückgewiesen, schlecht behandelt oder verletzt werden, sind schrankenloses Völlern und Sich-Kasteien beides keine wirksamen oder angemessenen Strategien mehr. Wenn wir frühere Abwehrstrategien immer wieder, Schicht um Schicht auf unsere aktuelle Realität auflaminieren, erzeugen wir die Illusion, das, was damals dort war, wäre heute hier. Wir kommen nie bei den schillernden, immer neuen Möglichkeiten der Gegenwart an.

Jill Bolte Taylor, eine in Harvard ausgebildete Hirnforscherin, erzählt von der Euphorie, die sie ergriff, als ihre Linkshirnfunktionen, die das lineare Denken und die Orientierung in der Gegenwart mithilfe der Vergangenheit ermöglichen, während eines

Schlaganfalls ihren Dienst einstellten. Als es keine Erinnerung mehr daran gab, wie die Dinge waren, gab es auch keine Vorstellung mehr vom Selbst, kein Ich und kein Du. Es gab keine Trennung zwischen den Molekülen in einer Hand und den Molekülen in einem Spülbecken oder einem Grashalm. Als der sich von Augenblick zu Augenblick entfaltenden Gegenwart nicht das Raster der Vergangenheit aufgedrückt wurde, gab es nichts als Frieden, Strahlen, Wahrnehmung und tiefe Ehrfurcht vor dem Leben an sich.

Spirituelle Lehrer weisen seit Tausenden von Jahren auf diese Möglichkeit hin (und kommen dabei ohne Schlaganfall aus): auf das Glücksempfinden, das sich einstellt, wenn Sie da ankommen, wo Sie gerade sind. Wenn wir nicht in jeder Nanosekunde die Vergangenheit wieder erstehen lassen, ist das, was jetzt und hier ist, so befriedigend, so voller Liebe, so unglaublich einfach, dass es, wenn wir es einmal gekostet haben, alles verändert. Denn dann wissen wir, was möglich ist, und weigern uns, uns mit weniger zufriedenzugeben.

Bei einem Wochenendtreffen von zwanzig Teilnehmerinnen meiner Retreat-Gruppe bitte ich jede, ihr Lieblingsessen mitzubringen, um es mit den anderen zu teilen, und füge hinzu, dass ich für das Hauptgericht und das Dessert sorgen werde.

Ich bringe einen ganzen gedünsteten Lachs und eine absolut dekadente Schokoladentorte mit. (Mir würde das durchaus als Mahlzeit genügen, aber ich bin auch offen für ein bisschen Gemüse und Salat als Beilage, sollten sie auftauchen.)

Die Atmosphäre im Raum knistert vor Aufregung und Vorfreude. Köstliche Leckereien! So richtig schön schlemmen! Ja! Als alle ihre mitgebrachten Speisen auf dem Tisch abgestellt haben, liegen dort acht Brote, zwei Räder Käse, fünf Packungen Cracker, zwei Schachteln Cookies, ein Salat, eine Tüte Babykarotten, ein Kistchen Kirschtomaten – sowie der Lachs und die Schokoladentorte.

Die verbissenen Asketinnen wollen nur das essen, was sie selbst mitgebracht haben: die Kirschtomaten, den Salat, die Karotten. Und sie sind wütend auf mich, weil ich den Schokoladenkuchen mitgebracht habe.

Eine von ihnen sagt: »Ich dachte, wir sollten hier arbeiten, uns mit unseren *Problemen* befassen, nicht es uns gut gehen lassen.«

Eine andere sagt: »Wie soll ich mein Essen genießen, wenn mich *das* da anstarrt?«

Diejenigen, deren höchstes Vergnügen darin besteht, sich ungehemmt den Bauch vollzuschlagen, sind hingegen begeistert.

»Wo hast du denn diesen Kuchen her? Meinst du, sie liefern ihn auch nach Wyoming?«

Und: »Wie viel dürfen wir davon auf einmal essen?«

Eine andere Frau, die sich beim Essen ebenfalls nur schwer zu zügeln vermag – die mit der Magenband-Operation – sagt: »Ich kann immer nur kleine Stücke davon essen. Ist es für dich in Ordnung, wenn ich mir in den nächsten Stunden immer mal wieder ein Stück nehme?«

Nichts verrät Ihre Angst vor dem Chaos oder Ihren Wunsch, sich in ihm zu verlieren, besser als ein Schokoladenkuchen, der direkt vor Ihrer Nase steht.

Und genau deshalb ist zwanghaftes Essen – und damit das Sichhemmungslos-alles-Genehmigen und das Sich-Kasteien – eine Tür zu dem, was Jill Bolte Taylor die Euphorie des gegenwärtigen Augenblicks nennt. In dem Augenblick, in dem Sie den Impuls, sich durch übertriebenes Hungern oder besinnungsloses Völlern aus der Gegenwart davonzustehlen, zwar wahrnehmen, aber nicht ausagieren, sind Sie nicht länger Gefangene Ihrer Vergangenheit.

Bewusstheit und Zwanghaftigkeit können nicht nebeneinander existieren, denn Letztere ist darauf angewiesen, dass Erstere ausgelöscht wurde. Wenn Sie wissen, dass Sie sich ungehemmt vollstopfen wollen, es aber nicht tun, treten Sie aus dem Schatten Ihrer Vergangenheit heraus und landen allmählich in der Gegenwart: bei dem Ich, das sich seiner Vergangenheit bewusst ist, ohne mit ihr zu verschmelzen. Und sobald Sie im Hier und Jetzt angekommen sind, können Sie sich fragen, wie es sich anfühlt, anhört, wie es aussieht. Ihnen fällt auf, was Ihnen noch nie aufgefallen ist. Es ist, als würden Sie plötzlich bemerken, dass seit Stunden Ihre Lieblingsmusik läuft, Sie aber so in ein YouTube-Video vertieft waren, dass Sie keinen einzigen Ton gehört haben. Oder als würden Sie mit iPod und Kopfhörern im Wald spazieren gehen und irgendwann bemerken, dass Sie nichts vom Rascheln der Blätter, vom Gesang der Vögel, vom Duft der Tannen mitbekommen haben.

Der Anfang sieht immer so aus, dass Sie bewusst wahrnehmen, wo Sie gerade sind und was Sie tun. Dass Sie nicht versuchen, irgendwo anders zu sein. Dass Sie, wie ich meinen Kursteilnehmerinnen immer sage, nicht versuchen, auch nur ein einziges Haar auf Ihrem Kopf zu verändern. Sie sitzen vor einem Schokoladenkuchen und stellen fest, dass Sie ihn am liebsten sofort ganz aufessen würden. Es ist Ihnen egal, ob das Band um Ihren Dünndarm reißt, das gerade erst bei einer Operation angebracht wurde. Es ist Ihnen egal, ob die anderen aus der Gruppe auch ein Stück abbekommen. Sie wollen alles.

Und denken Sie daran: Sie beurteilen sich nicht. Sie denken nicht: »Oje, was bin ich bloß für ein Mensch, dass ich das alles haben will?« Sie sagen sich nicht: »Mein Gott, was bin ich bloß für ein Egoist! Wenn die anderen wüssten, dass ich am liebsten alles hätte, würden sie mich rausschmeißen.« Nichts von alldem geht

Ihnen durch den Kopf. Sie holen sich in diesen gegenwärtigen Augenblick zurück, und weil Ihr Körper jetzt hier ist, weil der Hunger oder sein Fehlen ebenfalls jetzt hier ist, fragen Sie sich, ob Sie Hunger haben. Ganz einfach. *Habe ich Hunger?*

Weil diejenigen, die sich ohne Sinn und Verstand vollstopfen, das Essen benutzen, um ihrem Körper zu entkommen, sind sie nicht vertraut mit seinen Botschaften bezüglich Hunger und Sättigung. Sie essen, weil das Essen da steht und sie Lust darauf haben, nicht weil ihr Körper ausdrücklich danach verlangt. Das Gegenmittel gegen die Flucht vor dem eigenen Körper besteht wie immer darin, sich zunächst bewusst zu machen, dass Sie Ihre Aufmerksamkeit daraus abgezogen haben, und dann langsam und sachte in ihn zurückzukehren. Fangen Sie damit an, auf Ihren Atem zu achten, darauf, wie er ein- und ausströmt. Machen Sie sich bewusst, ob es in Ihrem Körper irgendwelche Spannungen gibt. Wackeln Sie mit den Füßen. Spüren Sie die Oberfläche des Stuhls, auf dem Sie sitzen, oder den Boden, auf dem Sie stehen. Nach und nach lernen hemmungslose Genießerinnen die Anzeichen für Hunger und Sättigung zu erkennen. Sie fangen an, sich in ihren Beinen, ihren Armen, ihrem Bauch zu Hause zu fühlen.

Verbissene Asketinnen wissen in den meisten Fällen, wann sie Hunger haben und wann sie satt sind. Aber normalerweise kommt es ihnen nicht in den Sinn, das zu essen, worauf sie gerade Lust haben. Lust auf etwas zu haben ist gefährlich; es zieht das Risiko nach sich, die Kontrolle zu verlieren. Also gehen sie langsam dazu über, die Lebensmittel schätzen zu lernen, die ihnen zusagen könnten, die aber nicht auf ihrer persönlichen Hitliste stehen. Beim Anblick von Vollmilchjoghurt ringen diese Frauen, die sich jede überflüssige Kalorie versagen, für gewöhnlich entsetzt nach Luft. Schlagsahne weckt Phantasien von Sodom und Gomorrha. Aber, und daran erinnere ich die verbissenen Asketinnen, mit denen ich arbeite: Wir reden hier nur von Lebensmitteln. Wenn der Gedanke an einen Klacks Schlagsahne die Macht hat, Ihr sorgfältig aufgebautes Selbstgefühl ins Wanken zu bringen, müssen wir herausfinden, für wen Sie sich halten. Für ein kleines Kind, das meint, es müsse seine Umgebung so organisieren, dass alle glücklich sind, und das auf diese Weise in Sicherheit ist? Für jemanden, der glaubt, je weniger er habe, desto weniger könne er in Schwierigkeiten geraten? Wenn Sie begreifen, dass Sie sich für das Kind halten, das nicht mehr existiert, ist das, als würden Sie die Kopfhörer weglegen und plötzlich bemerken, wie sich der Flügelschlag des rotkehligen Kolibris anhört. Sie beginnen zu registrieren, was da ist. Jetzt und hier.

Zu guter Letzt noch ein paar Worte zum Thema Etikettierungen.

In jeder von uns steckt sowohl eine hemmungslose Genießerin als auch eine verbissene Asketin. Eine verbissene Asketin wird zur hemmungslosen Genießerin, sobald sie einen Fressanfall hat. Eine hemmungslose Genießerin wird zur verbissenen Asketin, sobald sie beschließt, einen bestimmten Diätplan zu befolgen, selbst wenn es nach zwei Stunden mit der Entschlossenheit vorbei ist.

Es ist praktisch, dem komplexen und mehrdimensionalen menschlichen Verhalten Namen zuzuordnen, aber es kann uns auch den Zugang zu einem tiefer gehenden Verständnis der genannten Verhaltensmuster versperren. Etiketten haben etwas Verlockendes, weil es uns stets erleichtert, wenn wir uns wahrgenommen fühlen und uns in einer Beschreibung wiederfinden. Aber oft endet es damit, dass wir unser Verhalten mit Sätzen wie diesem erklären: »Na ja, ich hab so zugeschlagen beim Essen, weil ich Jungfrau mit Aszendent Skorpion bin, weil meine Mutter Alkoholikerin war und weil ich auf dem Enneagramm eine Sechs und außerdem eine hemmungslose Genießerin bin.« Etiketten können zu einer Entschuldigung für die eigene Bequemlichkeit werden. »Ich muss keine Neugier dafür entwickeln, warum ich dies oder jenes tue, denn ich kenne die Gründe für mein Verhalten schon: Ich bin nun mal eine verbissene Asketin. Ich bin in Bezug auf mein Essen so rigoros, weil zwanghafte Asketen Strukturen lieben. Das sagt doch schon alles.« Was als Möglichkeit begann, in einer komplexen Liste von Verhaltensmustern Parallelen zu den eigenen Verhaltensweisen zu entdecken, wird zu einer Möglichkeit, eben dieses Verhalten als schon bekannt und durchschaut beiseitezuschieben.

In meinen Retreats streife ich die beiden Extreme auf der Skala zwanghaften Essverhaltens nur kurz. Denn die Einteilung in verbissene Asketinnen und hemmungslose Genießerinnen soll nur dazu beitragen, Verhaltensmuster zu verdeutlichen, die wir nicht durchschauen oder unter denen wir leiden. Aber wenn die Teilnehmerinnen Verrenkungen anstellen, um ihrem Verhalten eins dieser Etiketten aufzukleben, oder wenn sie mit den Etiketten ihr Essverhalten rechtfertigen, sage ich ihnen, sie sollten vergessen, dass sie die Begriffe *hemmungslose Genießerin* oder *verbissene Asketin* je gehört haben.

Wenn diese Kategorien etwas über Ihre Beziehung zum Essen verraten, was Ihnen vorher entgangen ist, dann benutzen Sie sie. Wenn die Etiketten Sie verwirren, wenn Sie feststellen, dass Sie gegen sie (oder mich) opponieren, weil Sie sich nicht in ihnen wiederfinden, dann denken Sie daran, dass sie nur der Finger sind, der auf den Himmel zeigt, nicht der Himmel selbst.

KAPITEL ZWÖLF

Wenn Liebe sprechen könnte

Als mir zum ersten Mal klar wurde, wie einfach es ist, dem Essen das Zwanghafte zu nehmen – einfach essen, wonach der Körper verlangt, wenn man Hunger hat, und aufhören, wenn man satt ist –, war mir, als sei ich aus meinem vertrauten Leben herausgefallen und befände mich plötzlich in einer anderen Galaxie. Als hätte ich versucht, mich in Bleistiefeln durch Treibsand vorwärtszukämpfen, und schwänge mich jetzt in eine Sphäre auf, in der die Schwerkraft nicht existiert. Und alles, was ich dafür tun musste – alles, was überhaupt je dafür zu tun gewesen wäre –, war, die verdammten Stiefel auszuziehen.

Ich war damals überzeugt, dass die Multimilliardendollar-Diätindustrie zusammenbrechen würde, sobald sich diese Erkenntnis herumsprach, sobald die Leute begriffen, dass sie die Lösung für all ihre Essensprobleme schon in der Hand hatten. Wir würden unser natürliches Gewicht erreichen, würden nicht länger verzehrt vom Verzehren, und dann würden wir die Atomwaffen vernichten, unsere Abhängigkeit vom Öl beenden und noninvasive Verfahren gegen hängende Augenlider entdecken. Aber was geschah? Die Leute sahen mich argwöhnisch – Hunger? Was hat Hunger mit Essen zu tun? – und mehr oder weniger feindselig an. Talkshow-Moderator Regis Philbin verdrehte die Augen und sagte: »Also wirklich, willst du etwa behaupten, dass ich drei Wochen lang jeden Tag einen Eisbecher mit Schokoladensoße und Sahne essen könnte, wenn ich Lust darauf hätte, und dabei abnehmen würde?«

»Hm«, erwiderte ich, »ja, doch, ich glaub schon.« Regis geriet aus dem Konzept und war einen Moment sprachlos. Abgesehen davon, dass er auf eine Antwort wartete, fragte er sich wahrscheinlich, ob ich auch Wörter mit mehr als einer Silbe im Vokabular hatte. Aber jetzt, einige Jahrzehnte später, habe ich meine Antwort parat: Wenn Sie wirklich auf das hören, was Ihr Körper (und nicht Ihr Kopf) will, werden Sie darauf kommen, dass er nicht drei Wochen am Stück nach Eisbecher mit Schokoladensoße und Sahne verlangt, auch wenn Ihnen schon beim Aussprechen der Worte das Wasser im Mund zusammenläuft. Denn abgesehen davon, dass Ihr Körper neben Sahne und Schokoladensoße noch ein paar andere Nahrungsmittel braucht, ist es auch eine Tatsache, dass ein Eisbecher mit Schokosoße und Sahne so gewöhnlich wird wie Sardinen, sobald Sie ihn jederzeit essen dürfen, sobald das Tabu aufgehoben ist. Fragen Sie eine Frau, die sich in einen verheirateten oder sonstwie unerreichbaren Mann verliebt hat. Fragen Sie nach der Leidenschaft (und deren Erlöschen), wenn besagter Mann erreichbar wird und sie plötzlich haben kann, was sie zu wollen glaubte. In der Liebe und beim Essen ist es ein allgemein anerkannter Grundsatz, dass es ein himmelweiter Unterschied ist, ob Sie bekommen, was Sie wollen, oder ob Sie etwas wollen, was Sie nicht bekommen können.

Die meisten von uns haben sich so sehr in dieses scheinbar unbezwingbare Ernährungs- und Gewichtsproblem verrannt, dass sie nicht erkennen, dass es weitgehend durch unsere Weigerung verursacht wurde, die unseligen Stiefel auszuziehen. Wir sind wie die Teilnehmer an Experimenten zur Unaufmerksamkeitsblindheit: Sie konzentrieren sich so auf den Ball im Basketballspiel, dass Ihnen die Frau im Gorillakostüm entgeht, die über das Spielfeld hüpft.

Diejenigen unter uns, die sich ganz auf das Essen und das Gewicht konzentrieren, kommen keine Sekunde lang auf die Idee, dass sie die offensichtlichste Lösung links liegen lassen. Sie meinen, die Lösung liege dort draußen, sie müssten nur weitersuchen, nicht aufgeben, bis sie die richtige Lösung finden. In dem einen Monat sind es die weißen Nahrungsmittel. Im nächsten ist es die Hirnchemie. Die richtige Pille finden. Die Fettgene. Die Zuckerabhängigkeit. Blutgruppengerechtes Essen. Säure- und basenbildende Lebensmittel. Obwohl es unseren Kampf tatsächlich erleichtern könnte, wenn wir uns mit einem oder mehrerer dieser Themen befassen würden, benutzen wir die Jagd nach Lösungen dazu, unsere persönliche Verantwortung – und damit jeden Anschein von Kontrolle – für unsere Beziehung zum Essen abzugeben. Jedem Begeisterungsanfall für ein weiteres neues Patentrezept, auf das wir uns blindwütig stürzen, liegt das gleiche mangelnde Interesse zugrunde, vor der eigenen Türe zu kehren. Die gleiche Überzeugung, dass »ich an diesem Problem einfach nichts ändern kann«. Wir wollen, dass andere etwas tun, wir wollen in Ordnung gebracht werden. Aber weil die Lösung nicht da zu finden ist, wo wir sie suchen, sind all unsere Bemühungen zum Scheitern verurteilt.

Wenn Sie sich von zwanghaftem Verhalten befreien möchten, geht es nicht darum, dass Sie dies oder das tun; es geht darum dahinterzukommen, wer Sie sind. Es geht darum zu erkennen, was Ihnen guttut und was Ihnen Energie raubt. Was Sie lieben und was Sie zu lieben glauben, weil Sie meinen, Sie könnten es nicht haben.

In den ersten Monaten, in denen ich mich ohne meine Bleistiefel hierhin und dorthin emporschwang, verlor jedes Nahrungsmittel und jedes Essverhalten (im Auto, im Stehen, heimlich), das mich von mir selbst entfernte, mir Energie raubte und bei dem ich mich schrecklich fühlte, seine Attraktivität. Auf der anderen Seite des Mondes, in der schwerelosen Galaxie, wurde deutlich, dass es beim Essen immer nur um eines ging: den Körper zu ernähren. Und dieser Körper wollte leben. Er liebte es, lebendig zu sein. Liebte es, sich mit einer gewissen Leichtigkeit zu bewegen. Sehen, hören, berühren, riechen, schmecken zu können – und das Essen spielte eine große Rolle auf dem Weg dorthin. Auch die Art, wie ich aß, war eine Möglichkeit, mich emporzuschwingen.

Die Essensrichtlinien (siehe Seite 223) beschreiben, wie ein Essen aussieht, das uns helfen kann, uns in eine andere Sphäre aufzuschwingen. Das entspannend und aufbauend wirkt, befreiend und lebenserhaltend. In meinen ersten drei Büchern habe ich die Richtlinien ausführlich dargelegt, und sie wurden in abgewandelter Form von anderen Autoren übernommen und von der Diätindustrie vereinnahmt, aber als grundlegende Hinweise auf ein intuitives Essen sind sie immer noch aktuell. Und sie sind ein faszinierender Schlüssel zu unserer Art zu essen – und zu leben.

Ich fand die Richtlinien nicht immer so überzeugend. Als ich sie zum ersten Mal präsentierte, hielt ich sie für eine langweilige, aber notwendige Liste mit Anweisungen, wie man von einem zwanghaften Essverhalten loskommt. Ich war auf die in der Gesellschaft vorherrschende Meinung hereingefallen, wonach die obsessive Beschäftigung mit dem Thema Essen ein banales Frauenproblem ist, gleichsam eine Marotte, die den Betreffenden ausgetrieben werden muss, damit sie sich auf dringlichere spirituelle, intellektuelle und politische Probleme konzentrieren können. Aber nachdem ich im Zuge meiner Arbeit an so vielen Frauen so viel Schmerz erlebt habe, glaube ich, dass der Umstand, dass sich über die Hälfte der Frauen in diesem Land verzweifelt durch den Treibsand zwanghaften Essverhaltens kämpft, selbst ein spirituelles, intellektuelles und politisches Problem ist. Was bedeutet, dass die Richtlinien eine spirituelle Übung sind. Wenn diese Frauen ihren Schmerz abladen würden (beginnend damit, dass sie sich erlaubten zu essen, um sich zu stärken, und nicht, um sich zu bestrafen) und wenn sie die Wahrheit über ihr Leben erzählten, dann würde das für einigen Zündstoff auf der Welt sorgen.

Und ein Hauch Revolte könnte einiges bewirken, denn die zunehmende Materialisierung – auch die des weiblichen Körpers – hat schließlich das apokalyptische Desaster mit verursacht, in dem wir heute stecken. Statt unseren Körper (und den Körper der Erde) mit Ehrfurcht zu behandeln, verwüsten wir beide und versuchen, sie unserem Willen zu unterwerfen. Angesichts des Abgrunds, vor dem wir stehen – man denke nur an die schmelzenden Gletscher oder den erschreckend hohen Prozentsatz fettleibiger Kinder –, dürfen wir mit ziemlicher Sicherheit davon ausgehen, dass unsere Vorgehensweise nicht funktioniert.

Die Richtlinien bieten einen anderen Weg.

Jede hat eine Entsprechung, die nichts mit dem Essen zu tun hat, eine nicht sichtbare »spirituelle« Dimension. Zum Beispiel können Sie heimlich essen, das, was Sie essen, vor Ihren Freunden und Ihrer Familie verbergen, aber Sie können auch Ihre wahren Gefühle verbergen. Sie können anderen etwas Falsches vorspiegeln in Bezug auf das, was Sie glauben, wollen oder brauchen. Und Sie können Ihr Leben prüfend betrachten, indem Sie Ihre Lebensweise oder Ihre Essweise unter die Lupe nehmen. Beides sind Wege zu etwas, was über das Essen hinausführt: zu dem, was nie hungrig war, nie einen Fressanfall hatte, nie ein Pfund zu- oder abgenommen hat.

Obwohl verbissene Asketen und hemmungslose Genießer eine gänzlich unterschiedliche Beziehung zu konkreter Anleitung (durch einen anderen Menschen) und Strukturen (wie den Essensrichtlinien) haben, sind sowohl das sklavische Festhalten an einer Struktur als auch der absolute Widerwille gegen Leitsätze Reaktionen, mit denen Sie sich genauer auseinandersetzen sollten. Beide, verbissene Asketen und hemmungslose Genießer, brauchen irgendeine Art von Kompass – und seien es nur die locker formulierten Essensrichtlinien –, um den Sumpf des Zwangsverhaltens zu durchwaten. Obwohl es ganz nett klingen mag, wenn Sie hören: »Bleiben Sie bei sich. Ihr wahres Wesen wird dafür sorgen, dass alles den rechten Weg nimmt«, bedeutet das Bei-sich-Bleiben oft nur, dass man beim Thema Essen weiter in seinen gewohnten, eingefahrenen Gleisen feststeckt. Also nicht von der üblichen Angewohnheit loskommt, künstlich zu hungern oder sich besinnungslos vollzustopfen.

Ich bekomme oft Briefe von zu hemmungslosen Genießerinnen mutierten Asketinnen, die in der Rebellion gegen die Jahre hängengeblieben sind, in denen ihnen vorgesagt wurde, was, wann und wie viel sie essen sollen. Sie haben von allem, was nach Regeln oder Ernährungsplänen riecht, genauso gestrichen die Nase voll, wie sie vorher Feuer und Flamme dafür waren.

Die Rebellion gegen jegliche Form konkreter Anleitung ist nichts anderes als die Kehrseite ihrer sklavischen Befolgung. In beiden Fällen sind Sie nicht frei, denn die Regel als solche bestimmt noch immer Ihr Verhalten.

Wenn Sie mit exzessiven Fressattacken gegen vorgegebene Strukturen rebellieren, ist es ganz gleich, ob Sie dies schon immer getan haben oder ob Sie sich im Vorfeld jegliche unnötige Kalorienzufuhr versagt haben – in beiden Fällen verursacht nicht die Struktur das Chaos, sondern deren Interpretation. Die Geschichten, die Sie sich als Frau über diese Struktur erzählen. Die Art und Weise, wie Sie Scheitern und Erfolg definieren. Für wen Sie sich halten. Die Bedeutung, die Sie dem Ab- oder Zunehmen zuschreiben. *Mein Leben ist wertlos, wenn ich nicht für die nächsten zwölf Jahre nur dann esse, wenn ich Hunger habe; ich bin so eine Null, dass ich noch nicht einmal weiß, wann ich Hunger habe.*

Durch meine Retreat-Teilnehmerinnen habe ich gelernt, dass es immer ein bisschen riskant ist, Menschen Anweisungen im Hinblick auf das Essen zu erteilen – egal wie ich sie präsentiere, und selbst wenn Vertrauen und jede Menge Schokolade inbegriffen sind. Obwohl die Richtlinien ein Weg zu mehr Entspannung und Freiheit sind, werden sie oft nur als weitere Liste zu befolgender Regeln angesehen. Als weitere Liste abzulehnender Regeln. Als sieben weitere Anlässe zu rebellieren.

Vor ein paar Jahren kam ich nach einem dreistündigen Vortrag über die Richtlinien in der Mittagspause in den Essraum geschlendert, wo die Frauen gerade auf eine Weise über ihr Mittagessen herfielen, die sich nicht anders denn als Fressrausch bezeichnen ließ. Ich sah, wie meine lieben Teilnehmerinnen sich so viel Essen auf ihre Teller türmten, dass die legendäre Essszene in *Tom Jones – Zwischen Bett und Galgen* im Vergleich wie eine Werbung für Magersucht wirkte.

Als mir klar wurde, dass in meinem sorgfältig aufgebauten Vortrag der Abschnitt über die Umsetzung wohl ein bisschen zu kurz gekommen war, klingelte ich mit einer Glocke und bat alle, ihr Besteck niederzulegen. (Warnung: Versuchen Sie das bloß nicht bei Freundinnen oder Familienmitgliedern. Wenn die Leute Sie nicht dafür bezahlen, dass Sie sie beim Essen unterbrechen, besteht die Gefahr, dass Sie wie ein Elch in Balmoral erschossen werden, sobald Sie sich zwischen eine hungrige Esserin und ihr Essen stellen. Selbst meine Koreferentinnen beim Retreat – gute Freundinnen – sehen mich grimmig an, wenn ich die Legt-euer-Besteck-weg-Glocke betätige.)

Seit diesem schicksalhaften Nachmittag bringen wir bei den Retreats mindestens eine Mahlzeit am Tag damit zu, uns aktiv mit dem Essen auf unserem Teller auseinanderzusetzen, aber besagtes Mittagessen war das erste. Nachdem ich einen wahren Pfeilhagel giftiger Blicke an mir hatte abprallen lassen und ein lautes »Nein!« in den Saal geschmettert hatte, kam ich unverzüglich zur Sache: »Wir haben uns heute Morgen ausführlich mit Hunger, Satt-Sein und Körpersignalen beschäftigt – in Form der Essensrichtlinien. Und ich bin gespannt darauf, wie euch das jetzt beeinflusst.«

Entgeistertes Schweigen. Dann hatte eine Frau den Mut zu fragen: »Welche Essensrichtlinien?« Und eine andere sagte: »Ach *die.* Was haben die mit dem Mittagessen zu tun?«

Um das Aufbegehren gegen eine Liste von Regeln zu mildern, die sich nach Ansicht der Frauen als Richtlinien tarnten, fing ich am nächsten Tag an, sie die »Wenn-Liebe-sprechen-könnte-Anweisungen« zu nennen. Ich erklärte den Teilnehmerinnen: »Wenn die Liebe euch etwas über das Essen erzählen könnte, würde sie sagen: ›Iss, wenn du Hunger hast, Herzchen, denn wenn du keinen hast, hast du keine Freude am Geschmack der Speisen. Und warum solltest du etwas tun, was dir keinen Spaß macht?‹ Wenn die Liebe zu euch sprechen könnte, würde sie sagen: ›Iss, wonach dein Körper verlangt, Schätzchen, denn sonst fühlst du dich nicht gut, und warum sollte das, was du dir in den Mund schiebst, dich müde oder traurig machen?‹ Wenn die Liebe zu euch sprechen könnte, meine Süßen, würde sie sagen: ›Hör auf zu essen, wenn du genug hast, denn sonst fühlst du dich nicht wohl, und warum sollte es dir auch nur eine Minute lang schlecht gehen?‹«

Das gefiel ihnen.

Sie lachten. Sie begriffen, dass die Richtlinien genau das versuchten: ihnen die Kunst beizubringen, essend sich selbst zu ehren.

Trotzdem rebellierten sie.

Durch sie lernte ich, dass zwanghaftes Essverhalten im Allgemeinen Bissen für Bissen dahinschwindet. Sie hören von den Richtlinien (oder den Wenn-Liebe-sprechen-könnte-Anweisungen) und denken: »Wow! Das könnte ich schaffen!« Dann entdecken Sie, dass es Ihnen einen Kick verpasst, wenn Sie heimlich essen; Sie können nicht aufhören, zum Kühlschrank zu schleichen, und vielleicht ist es letztendlich ja gar nicht so schlimm, zwanghaft zu essen. Aber sobald Sie flüchtig erkannt haben, dass Freiheit möglich ist, sobald Sie die Leichtigkeit des Aufschwungs gekostet haben, können Sie nicht mehr zurück. Sobald Sie darum wissen, können Sie nicht mehr so tun, als wüssten Sie es nicht.

Und doch.

Die Liebe spricht, aber vielleicht ist Ihnen nicht nach Zuhören zumute. Irgendwann an einem bestimmten Nachmittag sind Sie vielleicht eher daran interessiert, das Essen als Droge zu benutzen, den ganzen Kuchen zu essen. So wird es eine Zeit lang sein. Ich rate Ihnen: Lassen Sie es langsam angehen. (Wenn Sie die Anweisungen zu einem weiteren Pflichtprojekt machen – wie fünf Tage in der Woche ins Fitnessstudio zu gehen, nachdem Sie sechs Jahre lang faul auf der Couch gelegen haben –, werden Sie mit Volldampf loslegen, und dann wird Ihnen schnell die Luft ausgehen.) Achten Sie darauf, mit welchen Anweisungen Sie sich wohlfühlen und welche Sie lieber vergessen würden. Suchen Sie sich eine aus, die Sie anspricht. Registrieren Sie, wie es ist, wenn Sie sich an sie halten, und wie es ist, wenn Sie sie ignorieren.

Vertrauen Sie dem Prozess, vertrauen Sie Ihrer Sehnsucht nach Freiheit. Irgendwann werden Sie nichts mehr tun wollen, was die zunehmende Klarheit trübt, die Sie inzwischen mit dem Lebendig-Sein assoziieren. Sicher kennen Sie die Geschichte von dem Schmetterling, der irgendwo auf der Welt mit den Flügeln schlägt und in einem anderen Teil der Welt einen Hurrikan auslöst. Ganz ähnlich ist es mit dem Essen: Jedes Mal wenn eine Frau entspannt isst, jedes Mal wenn sie ihre vermaledeiten Stiefel auszieht, springen auch bei uns anderen die Schnürsenkel auf.

KAPITEL DREIZEHN

Werden Sie zum Eisbecher mit Schokosoße und Sahne

Die Essensrichtlinien sind wie ineinandergeschachtelte russische Puppen; sie sind exakt, was sie zu sein scheinen, und sind zusätzlich Welten, die sich endlos auf andere Welten hin öffnen. Zum Beispiel können Sie den Satz »Essen Sie, wonach Ihr Körper verlangt« rein in Bezug auf das Essen interpretieren. Und dann wird eine merkliche Entwicklung einsetzen: Vielleicht essen Sie zunächst alles, was sich in Reichweite befindet, und erkennen dann, dass Sie damit nur reagieren, also gegen die unausgesprochene Regel rebellieren, dass Sie nicht haben dürfen, was Sie gerne hätten. Aber wenn Sie sich klarmachen, dass Sie ja haben können, was Sie wollen, bricht die Regel in sich zusammen – Sie brauchen nicht mehr auf sie zu reagieren. Sie stellen fest, dass Sie nach und nach herausfinden, nach welchen Lebensmitteln es Sie und Ihren Körper wirklich verlangt. Sie entdecken, welche Lebensmittel Ihnen Energie liefern, welche Sie munter machen und aufbauen. Sobald Sie erkennen, dass es möglich ist, sich auch dann gut zu fühlen, wenn Sie bestimmte Dinge weglassen und stattdessen andere in Ihren Speiseplan aufnehmen, beginnt die zwanghafte Komponente zu entfallen, denn Sie haben etwas Besseres gefunden: Sie haben Ihr Leben zurückbekommen. Der Übergang vom ungezügelten

Drauflos-Essen zu einem Essen, das Ihre Lebenskraft mehrt, ist zwar von Mensch zu Mensch unterschiedlich lang, doch wenn Sie feststellen, dass Sie länger als ein paar Wochen alles verschlingen, was Ihnen in die Finger fällt, benutzen Sie diese Essensrichtlinie nur als Ausrede für Fressattacken.

Die Aufforderung zu essen, wonach Ihr Körper verlangt, verweist implizit auch auf ein Verlangen im Sinne von Sehnsucht – also auf ein Begehren Ihres Herzens –, und das schließt die Schönheit mit ein und den innigen Wunsch zu erfahren, was sich hinter dem äußeren Schein verbirgt. »Jeder Wunsch – nach Liebe, danach, so gesehen zu werden, wie wir wirklich sind, nach einem neuen roten Auto«, schreibt der Zen-Lehrer John Tarrant, »ist der Wunsch, die geheimnisvolle Tiefe der Dinge zu ergründen und auszuloten.« In einem Brief an Albert Einstein schreibt ein Kind: »Ich will wissen, was hinter dem Himmel ist. Meine Mama hat gesagt, Sie wüssten das.« Wenn wir alles, was wir wollen, auf etwas so Greifbares wie Karamellpudding zusammenschnurren lassen, streichen wir die Poesie, das Heilige, die Sehnsucht aus unserem Leben und finden uns mit einem Dasein ab, in dem die Tür zum Herzen zugeschlagen wurde. Die einfache Anweisung »Essen Sie, wonach Ihr Körper verlangt« beginnt also das ans Licht zu befördern, was ein Leben lang verborgen war.

Eine Retreat-Teilnehmerin drückte dies so aus:

Jedes Mal wenn ich esse, ist das, als würde sich mein heimliches Wissen darum bestätigen, dass ich im tiefsten Inneren nichts anderes bin als ein böses Mädchen, dass Liebe und Schönheit nicht für mich da sind, dass ich allein und verdammt bin und dazu bestimmt, bis ans Ende aller Zeiten in diesem ewigen Fegefeuer zu schmoren. Dazu, mich in der Welt zurechtzufinden, gute Werke zu tun, mich auf die Menschen in meinem Umfeld einzulassen, und doch immer wieder in die kalte, harte Realität dieser trostlosen Einsamkeit und der Beschränkungen zurückgestoßen zu werden, die mein Leben mir nun einmal auferlegt. Obwohl mir so vieles zur Verfügung steht, esse ich weiter zu viel, damit ich mir verbieten kann, es zu haben, und auch um mich zu beruhigen, denn ich habe das Gefühl, dass ich es nicht verdiene oder es mir nicht zusteht.

Das Essen erlaubt mir, an meinen Überzeugungen festzuhalten. Nun habe ich am Sonntagmorgen bei unserer Essmeditation gemerkt, dass sich meine Brust – mein Herz – beim Essen verkrampft. Ich fühlte mich elend, weil ich aß, und hatte das Gefühl, als könne jemand mir das Essen wegnehmen oder als würde ich es mir selbst wegnehmen, und deshalb verkrampfte ich mich. Es ist, als hätte ich um mein Herz herum eine Mauer errichtet, die niemand überwinden kann, durch die keine Nähe eindringen kann. Ich sperre die Leute draußen vor der Mauer aus, und das mache ich vor allem durch das Essen.

Ich fange an zu begreifen, dass es bei diesem ganzen Kampf ums Essen nicht um Disziplin oder Selbstbeherrschung oder eine Abmachung mit mir selbst geht; es geht noch nicht einmal um das Essen. Es geht um eine Geschichte – eine beeindruckende Geschichte – über Lieben, Wollen und Haben.

In den ersten Wochen, in denen ich aß, wonach mir der Sinn stand, verwechselte ich das, was ich immer nur mit schlechtem Gewissen gegessen hatte, mit dem, wonach mein Körper wirklich verlangte. Und weil ich siebzehn Jahre lang Diäten gemacht hatte, war meine Liste mit verbotenen Lebensmitteln ziemlich lang. (Obwohl ich auch während dieser Jahre meine Fressanfälle erlitten hatte, waren diese nie unbeschwert gewesen. Nach dem zweiten oder dritten Bissen wurden sie zu Übungen in Selbstquälerei und Selbstanklage, als würde ich mir eigenhändig mit einem Messer ins Fleisch schneiden oder meinen Kopf gegen eine Wand schlagen. Nach jeder Fressattacke hatte ich neue Narben, fühlte ich mich verzweifelt und elend.)

Als ich mir sagte, dass ich doch jetzt schließlich essen konnte, was ich wollte, ohne dass damit irgendwelche Bedingungen verknüpft waren – nicht die Drohung, für den Rest meines Lebens jeden Montagmorgen Diät halten zu müssen –, steuerte ich zielsicher auf die Nahrungsmittel meiner Kindheit zu, die ich nie hatte essen dürfen. Es war, als würde ich glauben, dass ich bekommen konnte, was ich nie bekommen hatte, wenn ich das aß, was ich als Kind nicht essen durfte. Als ob ich dadurch, dass ich den Essensteil der Geschichte wiederholte, die Umstände wiederholen könnte, in der sie sich zutrug; ich aß Eiscreme statt Magermilchdesserts, Schokoladenkekse statt Vollkorngebäck, und entwarf mir so insgeheim eine zweite zuckersüße und heile Kindheit.

Mein Entschluss, nie wieder eine Diät zu machen, versetzte mich in solche Hochstimmung, dass ich gar nicht merkte, wie ungestüm ich mich in meinem Zuckerrausch gebärdete, als ich nur noch Schokoladenkekse aß. Ich musste mir beweisen, dass das, wonach mich am stärksten verlangte, nicht verboten war; aber ich begriff nicht, dass ich gar nicht die Kekse wollte; ich war auf das Gefühl aus, das sich einstellte, wenn ich sie haben durfte: willkommen, wertvoll, geliebt zu sein.

Es war noch nie so, nirgendwo, dass der Wert einer Seele, eines menschlichen Geistes, von einer Zahl auf einer Waage abhängt. Wir sind einzigartige Wesen aus Licht und Raum und Wasser, die ihren Körper als Vehikel brauchen, um sich in der Welt zu bewegen. Wenn wir anfangen, uns anhand dessen zu definieren, was gemessen und gewogen werden kann, rebelliert etwas in unserem Inneren.

Wir wollen einen Eisbecher mit Schokosoße und Sahne nicht *essen*, wir wollen ein Eisbecher mit Schokosoße und Sahne *sein*. Wir wollen uns wieder in uns selbst zu Hause fühlen. Wir wollen Wunder und Freude und Begeisterung erleben, und wenn wir uns stattdessen selbst aufgegeben, unsere Sehnsüchte über Bord geworfen, den Glauben an unsere Möglichkeiten hinter uns gelassen haben, empfinden wir eine Leere, die wir nicht benennen können. Wir fühlen uns, als würde etwas fehlen, weil tatsächlich etwas fehlt – die Verbindung zu dem Ort, von dem alle Leichtigkeit, alle Liebe, alle Kraft, aller Frieden, alle Freude, alle Ruhe ausgehen. Weil wir diese Verbindung einmal hatten – wir sind mit ihr geboren worden –, lässt sie uns nicht mehr los. Es ist, als würden unsere Zellen sich daran erinnern, dass unser eigentliches Zuhause ein juwelengeschmückter Palast ist, wir aber so lange als Bettler gelebt haben, dass wir nicht mehr sicher sind, ob die Sache mit dem Palast vielleicht nur ein Traum war. Und wenn sie ein Traum war, können wir zumindest die Erinnerung an ihn aufessen.

Bei den ersten Bissen, und bevor das Überessen uns die Sinne vernebelt, ist alles, was wir uns wünschen, möglich. Alles, was wir verloren haben, ist jetzt hier. Und so geben wir uns mit der konkreten Version unseres verlorenen Selbst zufrieden: dem Essen. Und sobald das Essen zu einem Synonym für das Gute, für Liebe oder Erfüllung geworden ist, können wir nicht anders, als uns dafür zu entscheiden, egal wie viel auf dem Spiel steht. Egal ob unser Arzt uns sagt, dass wir mit diesem Gewicht nicht einen Monat länger leben werden. Denn wenn wir verloren sind, wenn wir heimatlos sind, wenn wir jahrelang von der Person getrennt waren, die wir eigentlich sind, kann uns ein drohendes Herzversagen oder die Belastung für unsere Gelenke nicht rühren. Der Tod hat keinen Schrecken für die, die schon halb tot sind.

Der Prinz in Mark Twains Romanklassiker *Prinz und Bettelknabe* ist zwar in Lumpen gekleidet, hört aber nicht auf zu beteuern: »Ich bin der König, ich bin der König, ihr könnt mich nicht beherrschen!« Er beharrt selbst dann auf seinem königlichen Erbe, als niemand ihm glaubt und er ins Gefängnis geworfen wird. Und die meisten von uns haben ihr Recht, Raum einzunehmen, so viele Jahre infrage gestellt, dass sie nur einen Weg kennen, sich Gehör zu verschaffen: Ich bin die Königin, ich bin die Königin, ihr könnt mir nicht vorschreiben, was ich esse! Nachdem wir jahrelang spirituellen und körperlichen Hunger verwechselt haben, nachdem wir uns jahrelang eingeredet haben, dass wir sind, was wir wiegen, reagieren wir extrem empfindlich, wenn uns gesagt wird, was, wann und wie wir essen sollen. Es ist gewissermaßen so, als würde der befreite, aber uns noch nicht bewusste glanzvolle Teil unserer selbst sein Haupt erheben und sagen: »Ich lasse mich nicht in einen Käfig sperren. Ich lasse mich nicht einschränken.«

Jegliche Methode, in deren Rahmen wir uns mit dem Thema Gewicht beschäftigen, ist zum Scheitern verurteilt, wenn wir uns nicht zugleich mit dem Teil von uns selbst beschäftigen, der etwas will, was wir nicht benennen können – und das ist nicht der Umfang unserer Oberschenkel, sondern das Herz unseres Herzens. Wir wollen nicht schlank sein, weil Schlankheit an sich schon Lebensbejahung garantiert, uns liebenswert oder gesund macht. Wenn es so wäre, gäbe es keine afrikanischen Völker, in denen die Frauen dick und königlich sind und lange leben. Es gäbe in der Geschichte keine Matriarchate, in denen die Fruchtbarkeit und die schiere Körperfülle von Frauen verehrt wurden. Wir wollen schlank sein, weil Schlanksein die vermeintliche Währung unserer

Zeit ist, mit der sich Glück, innere Ruhe und Zufriedenheit erkaufen lassen. Und das, obwohl doch offenkundig ist, dass das nicht stimmt – die Boulevardpresse ist voll von spindeldürren Celebritys, denen es schlecht geht. Und so scheitern die meisten Programme zur Gewichtsreduzierung, weil sie nicht halten, was sie versprechen: Das Abnehmen macht die Menschen nicht glücklich. Oder innerlich ruhig. Oder zufrieden. Schlanksein schafft nicht die Leere aus der Welt, die keine Form, kein Gewicht und keinen Namen hat. Selbst eine extrem erfolgreiche Diät ist ein gigantischer Misserfolg, weil in dem neuen Körper immer noch dasselbe unglückliche Herz steckt. Spiritueller Hunger kann nie auf der körperlichen Ebene gestillt werden.

Ein berühmter Zen-Meister hat einmal gesagt: »Nichts ist richtig. Nichts ist falsch. Aber was richtig ist, ist richtig, und was falsch ist, ist falsch.«

Das Gleiche gilt für die Essensrichtlinien. Wenn Sie sich an sie halten, führt Sie das zwar noch nicht automatisch zu einem Leben, in dem Sie nicht mehr aus emotionalen Gründen essen; doch Sie können sich andererseits nicht von Ihrem zwanghaften Essverhalten befreien, wenn Sie die Richtlinien nicht befolgen. Essen wirkt sich direkt auf unseren Appetit und die Bereitschaft aus, uns selbst zu erforschen, zu erkennen, was richtig ist, uns wieder dem zuzuwenden, was uns wirklich lieb und teuer ist. Nahrung – als dem Geist zugewandte Materie – ist die direkte Verbindung zwischen dem Physischen und dem Spirituellen, zwischen dem, was wir uns in den Mund schieben, und dem, was wir in unserem Herzen fühlen. Leidenschaft, Kraft und Freude können in erschöpften, belasteten, halbtoten Körpern keine Wurzeln schlagen.

In meinen Workshops machen wir eine einfache Essübung: Die Teilnehmerinnen bekommen eine kleine Schale mit drei verschiedenen Nahrungsmitteln. An dem einen Tag liegen darin eine Weintraube, ein Vollkorncracker und ein Eckchen dunkle Schokolade. Am Tag davor waren es ein »Mon Chéri«, ein Tortilla-Chip und zwei Rosinen. Ich baue eine Version dieser Übung ein, seit ich Workshops gebe, und jedes Mal – wirklich jedes Mal – hat sie eine ganz erstaunliche Wirkung. Denn wenn Sie von einem Nahrungsmittel ein einziges Stück langsam essen, es sich ansehen, es ins Licht halten, es an Ihren Lippen reiben, es in Ihrem Mund hin und her bewegen, zeigen sich alle Hoffnungen, Träume und Fantasien, mit denen Sie das Essen überfrachten. Eine Teilnehmerin sagte: »Ein Stück reicht, aber wenn ich an all die anderen in der Tüte denke, habe ich das Gefühl, als würde ich ziemlich viel verpassen. Als ob die große Liebe auf mich warten würde und ich sie dadurch, dass ich nur eins esse, wegschicken würde.« Wir wussten beide, dass das, was sie sagte, nicht stimmte. Dass sie, wenn sie den ganzen Inhalt der Tüte aufessen würde, sich nicht um die Liebe bringen würde, sondern um den letzten Rest Wohlbefinden. Trotzdem waren ihre Ansichten über Mangel und Genug-Haben so unentwirrbar mit dem Essen verflochten, dass sie eine Schachtel »Mon Chéri« weiter für das Tor zum Gelobten Land halten wird – es sei denn, sie wird neugierig auf das, was Essen für sie bedeutet.

Seien Sie bereit, der Sache wirklich vollständig auf den Grund zu gehen. Bereit zu verstehen, dass Essen ein Ersatz für Liebe und ungenutzte Möglichkeiten und das ist, was Sie wahres Wesen oder Gott nennen. Andernfalls werden Sie für den Rest Ihres Lebens immer wieder zu- und abnehmen. Sie werden weiter verzweifelt die Hände ringen, klagen und sich als Opfer fühlen. Und obwohl Sie, wie ich meinen Kursteilnehmerinnen sage, nicht allein dastehen, wenn Sie Ihr Leben auf diese Weise verbringen wollen – die meisten Leute, die mit dem Essen und ihrem Gewicht kämpfen, tun genau das –, kann die Einsicht weiterhelfen, dass Sie die Wahl haben. Sie müssen entscheiden, was Sie, wie Mary Oliver schreibt, aus »Ihrem abenteuerlichen und wertvollen einzigen Leben« machen wollen.

Die Essensrichtlinien klingen wie eine Liste von Dingen, die Sie tun sollten – und auf der offensichtlichsten Ebene sind sie das auch –, aber sie stehen auch für eine grenzenlose Freiheit, die immer nur einen Bissen weit entfernt ist. Sie sind ein Weg zum Aussichtspunkt, und sie sind auch die atemberaubende Aussicht selbst. Sie sind das Hilfsmittel, um ein zwanghaftes Essverhalten zu beenden, und sie lassen erahnen, wie das Ende aussieht und sich anfühlt. Sie haben immer etwas Wahres, denn sie stehen für die Wahrheit, die sich im Essen ausdrückt.

Wenn Sie mit den Richtlinien leben, ist das an sich schon eine spirituelle Übung, denn Sie müssen präsent, bewusst und voll im Hier und Jetzt sein, um sie zu befolgen. Meinen Retreat-Teilnehmerinnen sage ich oft, sie würden bereits den Kontakt zu etwas herstellen, was größer ist als ihre widersprüchlichen Wünsche und ihre konditionierten Reaktionen auf Verzicht und alten Hunger, wenn sie es anfangs einfach nur fertigbringen würden, beim Essen die Richtlinien präsent zu haben, und sei es für fünf Minuten. Wenn sie diesen »spirituellen« Teil von sich auch nur einen Augenblick lang beim Essen erlebten, bestünde die natürliche Neigung, weiter zu forschen und zu entdecken, weiter mit dem Teil ihrer selbst in Berührung zu kommen, der den Schmerz nie gekannt hat – also das zu tun, was im Grunde Sinn jeder spirituellen Übung ist.

Vor sieben Jahren bezeichnete eine Retreat-Teilnehmerin, die zum ersten Mal kam, sich als »beschädigtes Saatkorn«. Sie war eine wunderbare und erfolgreiche Autorin, hatte eine Beziehung mit dem Mann, den sie liebte, aber ihre Gefühle für sich selbst waren dunkel und widersprüchlich, und ihr Gewicht brachte dies äußerlich sichtbar zum Ausdruck.

Nachdem sie ein paar Jahre lang bei den Retreats dabei gewesen war, »erwachte« sie und fand zu sich selbst. Sie erkannte plötzlich, dass sie entscheiden konnte, was sie mit ihrer Zeit anfangen wollte, wie sie leben wollte. Sie begann, Nein zu sagen. Zu Menschen, mit denen sie nicht zusammen sein wollte, zu Orten, an die sie nicht gehen wollte. »Sogar von den ›Whiners and Diners‹ habe ich mich losgesagt«, erzählte sie – einer Gruppe von sieben Frauen, die sich seit zwanzig Jahren einmal jährlich getroffen hatten, um gemeinsam zu essen und sich gegenseitig etwas über ihre Oberschenkel, ihre Arme, ihre Bäuche vorzujammern. »Es ist, als hätte ich plötzlich gemerkt, dass ich meiner Mutter nichts mehr beweisen muss. Und das ist ein ganz anderes Leben. Voller Helligkeit.« Sie sagte: »Vorher hatte es für mich keinen besonders hohen Stellenwert, dass ich mich gut fühlte. Es war nicht wichtig. Ja, es kam mir überhaupt nicht in den Sinn. Warum sollte jemand, der sich für ein beschädigtes Saatkorn hält, auch glauben, er würde es verdienen, sich pudelwohl zu fühlen? Aber jetzt mache ich halblang. Ich befolge die Essensrichtlinien, aber nicht, weil es die Richtlinien sind, sondern weil sie für die einzig sinnvolle Art zu essen stehen.«

Spirituelle Lehrer aller Traditionen beschreiben, dass die ungeschminkte Wahrheit über das wahre Wesen eines Menschen sich in Form tiefer Stille zeigt. Aber diese Stille muss durch Worte und Übungen in Stücke geteilt werden, denn sie ist zu gewaltig, als dass man sie ganz verinnerlichen könnte, vor allem wenn man sein Innerstes für beschädigt hält. Spirituelle Wege oder Religionen sind dazu da, einen präzisen und glaubwürdigen Weg in das scheinbar Unglaubliche zu bahnen.

Wo das Thema Essen und Gewicht den Schauplatz beherrscht, sind die Essensrichtlinien spirituelle und körperliche Übung zugleich. Sie weisen einen präzisen Weg in das Präsentsein im Jetzt und einen konkreten Weg zum Wohlbefinden. Sie beschreiben, wie ein Essverhalten aussehen könnte, wenn Sie keine Probleme mit ihm hätten. Sie würden auf Ihren Körper hören. Sie würden so essen, dass es Sie aufbaut. Essen wäre ein Ausdruck der Selbstliebe. Die Richtlinien sind genau das, worauf Sie stoßen werden, wenn Sie schmerzende Gelenke leid sind. Wenn Sie es leid sind, sich mühsam durch die Gegend zu schleppen. Die Richtlinien sind nichts anderes als die Einsicht, dass Ihr Körper Ihnen gehört und das Essen eine Möglichkeit darstellt, Sie selbst zu sein. Nach all den Jahren, all den Diäten, all den angefressenen und wieder heruntergehungerten und erneut angefressenen und wieder heruntergehungerten Pfunden, nach einer in Widerstand, Rebellion und Kampf wurzelnden Art und Weise zu essen erkennen Sie, dass Sie endlich für sich selbst essen, nur für sich – und dass das schon immer so war.

KAPITEL VIERZEHN

Das »Oh Shit«-Mantra

Als Mahatma Gandhi erschossen wurde, murmelte er die Worte »Ram, Ram« (ein Hindu-Name für eine Inkarnation Gottes). Er hatte dieses Mantra seit so langer Zeit geübt, dass es ihm sogar in dem Moment über die Lippen kam, als eine Kugel in seinen Körper eindrang. Ich habe gehört, das große Mantra der Amerikaner, das Erste, was jemand sagt, der mit einer heiklen Situation konfrontiert wird – einem Autounfall, einer Krise, dem Tod – laute »Oh Shit«. Ich glaube, dass das tatsächlich stimmt, denn wenn die Kursteilnehmerinnen die Essensrichtlinien zum ersten Mal lesen, sagen sie fast immer »Oh Shit.«

»Oh Shit. Das will ich nicht.«

»Oh Shit. Ich muss darauf verzichten, beim Abendessen eine Illustrierte zu lesen.«

»Shit. Niemals. Dazu kriegst du mich nie.«

Das Essensthema ist in unserem Denken in Form diametraler Gegensätze verankert. Entweder kann ich haben, was ich will, oder nicht. Entweder Essen macht Spaß, und ich esse zwanghaft, oder es macht keinen Spaß, und ich nehme ab. Bei dem einen quäle ich mich, bei dem anderen nicht. Wir hören eine Essensrichtlinie und denken sofort: Verzichten. Unangenehm. Nein.

Ich sehe das nicht so. Wenn eine Diabetikerin mir erzählt, dass sie nicht essen kann, was sie will, weil sie das in den Tod treiben würde (und sie deshalb das Gefühl hat, auf etwas verzichten zu müssen), antworte ich, dass das, was sie in den Tod treiben wird, der Wunsch nach einem anderen Leben ist als dem, das sie hat, nach einer anderen Situation als der, in der sie sich befindet. Die Hölle ist die fehlende Verbindung zwischen dem Gedanken, dass sie am liebsten den ganzen Kuchen essen würde, und der Realität, dass sie ins diabetische Koma fiele, wenn sie den ganzen Kuchen äße. Nicht die Essensrichtlinie muss überprüft werden, sondern die Auseinandersetzung mit der Realität. Nicht das Essverhalten bringt diese Frau um, sondern ihre Weigerung, ihre persönliche Lage zu akzeptieren.

Eine Retreat-Teilnehmerin sagt: »Die Richtlinie, dass wir uns beim Essen nicht ablenken lassen sollen, funktioniert bei mir nicht. Ich kann mein Essen nicht richtig verdauen, wenn ich dabei nicht eine Illustrierte lese, und das will ich nicht aufgeben.«

»Also schön, und warum bist du dann zu diesem Retreat gekommen?«, frage ich.

»Weil ich immer zu viel esse. Weil ich mich hundsmiserabel fühle. Weil ich ganz offenkundig mein Leben nicht auf die Reihe kriege.«

»Was passiert am Esstisch, wenn du liest?«

»Ich bin so in das vertieft, was ich lese, dass ich nicht merke, wie viel ich esse.«

»Wenn gleichzeitig lesen und essen dazu führt, dass du zu viel isst, und wenn du dich hundsmiserabel fühlst, weil du zu viel isst, musst du mir noch einmal erklären, warum du beim Essen lesen musst.«

»Weil ich Lust dazu habe«, erwidert sie trotzig. »Weil es mir dabei gut geht. Weil ich allein lebe und mich einsam fühle, wenn ich es nicht tue.«

»Du liest also, um dich nicht einsam zu fühlen?«

»Ja, ich glaube, so könnte man es sagen.«

»Und welcher Zusammenhang besteht zwischen Allein-Essen und Einsamkeit?«

»Na, das ist doch wohl klar.« Sie verdreht die Augen, als wolle sie sagen: »Das weiß doch jeder, dass Leute, die allein leben und essen, automatisch einsam sind.«

Schweigen.

Dann: »Jeder weiß, dass Leute, die mit zweiundfünfzig allein leben, versagt haben. Und zwar auf der ganzen Linie. Wenn ich beim Essen lese, brauche ich mich nicht mit der Tatsache auseinanderzusetzen, dass ich eine Versagerin bin.«

»Also tut nicht das Allein-Essen weh, und es ist noch nicht einmal so, dass allein zu essen direkt in die Einsamkeit führt. Das, was du dir selbst über das Allein-Essen einredest, tut weh. Die Geschichte, die du dir erzählst. Der Albtraum, den du immer wieder auferstehen lässt, ist schuld daran, dass du dich schrecklich fühlst. Ich würde mich auch schrecklich fühlen, wenn mir diese Geschichte im Kopf herumspukte.«

»Moment mal«, wendet sie ein. »Ich bin nicht bereit, mir das Zeitschriftenlesen ausreden zu lassen. Es macht mir Spaß.«

»Das ist ja in Ordnung«, entgegne ich. »Du hörst erst auf, irgendetwas zu tun, wenn du bereit dazu bist. Und wenn es dir Spaß macht, beim Essen zu lesen, solltest du nicht damit aufhören. Der Sinn der Essensrichtlinien ist es, mehr Freude ins Leben zu bringen, nicht weniger. Aber es wäre gut, die vollständige Geschichte unter die Lupe zu nehmen, nicht nur einen Ausschnitt: Beim Essen zu lesen bereitet dir nicht nur Freude. Es bringt dir auch Kummer ein. Das ist keine Entweder-oder-Angelegenheit.«

Die Frauen erklären mir oft, meine Methode sei zu anstrengend. Es sei zu anstrengend, sich Dinge bewusst zu machen. Zu anstrengend, ohne Ablenkung zu essen. Zu anstrengend aufzuhören, wenn sie satt sind. Und ich erwidere, es könnte zwar durchaus sein, dass das Sich-bewusst-Machen anstrengend ist, denn schließlich müsse eine neue Fertigkeit erst erlernt werden; es sei aber ebenfalls anstrengend, sich die Dinge nicht bewusst zu machen. Es könne ja sein, dass die Essensrichtlinien eine Herausforderung sind, weil sie vertraute, beruhigende Gewohnheiten infrage stellen; doch sei es schließlich auch eine ziemliche Herausforderung, die Richtlinien nicht zu befolgen – und zum Beispiel im Auto zu essen, während man gleichzeitig mit dem Handy telefoniert, lenkt, sich die Lippen schminkt und versucht, ein Stück Hamburger in den Mund zu schieben, ohne sich die Jacke mit Ketchup vollzukleckern.

Das Gleiche gilt für Gefühle. Meine Retreat-Teilnehmerinnen sagen mir oft: »Aber wenn ich mich an die Richtlinien halte und nicht esse, um meine Traurigkeit einzudämmen, muss ich sie zulassen – und wozu soll das gut sein?« Bevor ich den »Wozu soll das gut sein«-Teil beantworte, weise ich darauf hin, dass die Traurigkeit ja schon da ist und das Essen ihr nur eine zusätzliche Ursache hinzufügt: Wenn der Teller leer ist, ist die ursprüngliche Ursache für die Traurigkeit noch immer da. Nur sind jetzt die Trauer oder der Frust oder die Hoffnungslosigkeit angesichts ihrer konfliktbeladenen Beziehung zum Essen dazugekommen. Anders als in den Fantasien dieser Frauen hat das Essen ihnen in Wirklichkeit ihre Traurigkeit nicht genommen – es hat sie vielmehr verdoppelt.

Es gibt viele Möglichkeiten, auf etwas zu verzichten: Sie können auf die Kekse verzichten oder auf das gute Gefühl, das sich einstellt, wenn Sie sie nicht essen. Sie können darauf verzichten, Ihre Traurigkeit zuzulassen, oder Sie können auf das Selbstvertrauen und das Wohlbefinden verzichten, die sich einstellen, wenn Sie wissen, dass dieses Gefühl Sie nicht umbringen wird.

Die Wahrheit ist: Jede andere Art zu essen als die, die in den Essensrichtlinien beschrieben wird, ist eine Art, bei der alte Verzicht-, Mangel- und Verlassenheitserfahrungen Sie gleichsam gekidnappt und als Geisel genommen haben. Jeder Einwand gegen die Essensrichtlinien ist ein Einwand gegen Ihre Vergangenheit. Ihre Geschichte. Es ist ein Einwand, den ein alter Teil von Ihnen vorbringt, der entschlossen ist zu bekommen, was er nicht bekommen hat, sich zu nehmen, was ihm verweigert wurde, und jedem, der zuhören will – Ihren Eltern, Ihrem Bruder, Ihrem ersten Freund – zu zeigen, dass Sie es wirklich verdient haben, dass man Sie bemerkt oder sieht oder liebt oder schätzt.

Ich sage den Retreat-Teilnehmerinnen immer: »Erzählt mir doch mal, wie alt ihr seid, wenn ihr Zucker essen wollt, obwohl ihr Diabetes habt. Wenn ihr beim Essen lesen müsst, damit die furchteinflößenden Monster in eurem Kopf euch nicht das Leben ruinieren. Wer ist diejenige, die endlos Süßigkeiten essen will? Ist es die Vierjährige, die einen Wutanfall hat? Ist es die Achtjährige, der gerade gesagt worden ist, sie sei ein Pummel? Wer hat in eurem Leben eigentlich das Steuer in der Hand?«

Es geht nicht ums Essen. Es geht nie ums Essen. Es geht noch nicht einmal um Gefühle. Es geht um das, was unter ihnen ist. Zwischen ihnen. Hinter ihnen. Es geht um die Teile von Ihnen, von denen Sie meinen, sie wären Sie. Die Teile von Ihnen, mit denen Sie sich identifizieren. Manchmal bitte ich die Frauen, mir etwas über den Menschen zu erzählen, den sie bei »ich«, »mich«, »mein« vor sich sehen. Ich bitte sie, mir etwas über die Bedürfnisse, Wünsche, Überzeugungen dieser Person zu erzählen. Und jedes Mal – in hundert Prozent der Fälle – ist die Person, die sie beschreiben, ein reines Gedankenkonstrukt, ein Hirngespinst, ein Fantasiewesen, beruhend auf bestimmten Schlussfolgerungen, einer bestimmten Geschichte und Konditionierung. Diese Person ist entstanden aus dem, was ihre Eltern über sie gesagt haben, daraus, dass sie so und so behandelt wurden, daraus, wer sie geliebt hat und wer nicht. Im Lauf der Zeit hat sich eine Serie von Schlussfolgerungen zu dem verbunden, was Psychologen Selbstrepräsentation oder Selbstbild nennen, und dieses Selbstbild verwechseln wir mit uns selbst. Wenn wir sagen, wir würden uns »ganz bei uns selbst fühlen«, meinen wir häufig diese Ansammlung von Erinnerungen und Reaktionen auf unsere Person – von denen viele aus einer Zeit stammen, in der wir noch nicht einmal unseren Namen sagen konnten.

Als mir zum ersten Mal klar wurde, dass meine gesamte Selbstdefinition – die Person, für die ich mich hielt – im Grunde der Fantasie meiner Eltern entsprungen war, war ich fassungslos und begeistert zugleich. Ich war so viele Jahre von meiner Wertlosigkeit überzeugt gewesen, dass ich sie nicht mehr infrage gestellt hatte und herangewachsen war wie ein Baum, der seine Äste um seine Abnormitäten krümmt.

Meine Mutter hatte mir jahrelang vorgehalten, ich sei egoistisch, und legte mit diesem Informationsbröckchen den Grundstein zu einem ganzen Gebäude aus eingebildeten Unzulänglichkeiten, das ich mir erschuf. Aber als ich meinen engstirnigen Blickwinkel auf »ich«, »mich«, »mein« erweiterte, sah ich meine Mutter mit fünfundzwanzig Jahren und zwei kleinen Kindern, einem lieblosen Ehemann und dem verzweifelten Wunsch nach einem anderen Leben. Mit der bescheidenen Ahnung, die sie, die doch immerhin ihr Bestes gab, hatte, nannte sie mich egoistisch, weil ich mehr wollte, als sie zu geben vermochte. Und weil ich für sie gestorben wäre und jedes Kind das Gefühl braucht, dass seine Eltern recht haben, hielt ich mich für die zentrale Verkörperung ihrer Begrenzungen. Ich sah mich durch die Augen einer einsamen, depressiven, sorgengeplagten Frau – und stellte ihre Sichtweise nie infrage, sondern übernahm sie treu und ergeben. Und dann war da noch mein Vater, der in mir nur das blonde Dummchen sah. Addieren Sie das blonde Dummchen zu »egoistisch, dick, nicht liebenswert«, und Sie wissen, für wen ich mich fast fünfzig Jahre lang gehalten habe.

Psychologen und spirituelle Lehrer nennen dieses im Laufe des Lebens erworbene Selbstbild »Ego« oder »Persönlichkeit« oder »falsches Selbst«. Dies Bild ist falsch, weil es auf Schlussfolgerungen beruht, nicht auf dem direkten Erleben. Es ist falsch, denn wenn Ihre Vorstellung von sich selbst darauf beruht, für wen Ihre Mutter Sie gehalten hat, und deren Vorstellung von sich selbst darauf, für wen *ihre* Mutter sie gehalten hat, und die Vorstellung dieser Mutter von sich selbst wiederum auf den Vorstellungen *ihrer* Mutter, beruht Ihre Vorstellung von sich selbst – von der Person, deren Gefühle verletzt werden, die Kritik übel nimmt und die mit ihren Meinungen oder Vorlieben oder Ideen verheiratet ist – auf dem Bild eines Menschen, dem Sie nie begegnet sind. Ihr Selbstbild wird – durch erlernte Schlussfolgerungen, Erinnerungen und Konditionierungen – so oft gebrochen, dass am Ende nichts anderes dabei herauskommt als ein Spiegelkabinett.

Das Selbstbild ist also ein gewaltiger Schwindel. Sie sind nicht die, die Sie zu sein glauben. Kaum jemand ist das. Denn obwohl Kinder mit einem tief verankerten Verständnis dafür auf die Welt kommen, wer sie sind, verfügen sie noch nicht über die Fähigkeit, bewusst über sich selbst nachzudenken. Sie wissen, wer sie sind, aber sie wissen nicht, dass sie es wissen. Und die einzige Möglichkeit, es herauszufinden, besteht darin, sich durch die Augen ihrer Eltern zu sehen. Wir werden, was und wen unsere Eltern in uns gesehen haben. Produkte ihrer Einbildung. Und wie meine Lehrerin Jeanne sagt, verbringen wir unser Leben damit, Anweisungen zu befolgen, die uns vor zehn, dreißig oder fünfzig Jahren von

Menschen erteilt wurden, die wir heute nicht einmal um eine Wegbeschreibung bitten würden.

Wenn die Frauen mir also erklären, sie müssten beim Essen lesen, sonst würden sie zugrunde gehen, frage ich sie, welcher Teil von ihnen zugrunde gehen würde. Ist es der Teil, der glaubt, Zweiundfünfzigjährige seien Versager, wenn sie alleine essen? Wann haben sie diese These verinnerlicht? Wer hat ihnen das weisgemacht? Weil wir unter anderem dadurch als Erstes begriffen, dass wir geliebt werden, wenn wir gefüttert wurden, und weil unser Überleben ganz und gar von unseren Eltern abhing, kann es sich tatsächlich so anfühlen, als ginge es um Leben oder Tod, wenn wir das wirre Knäuel unserer Ansichten über Essen und Liebe infrage stellen. *Ich sterbe, wenn ich nicht jetzt sofort diese Schokolade bekomme. Ich sterbe, wenn ich nicht essen und gleichzeitig lesen kann.* In Wahrheit wird nur das Bild sterben, das Sie von sich selbst haben. Die alte, überholte, prähistorische Version Ihres Selbstbildes. Aber solange Sie sich für die Zwei- oder Acht- oder Zehnjährige halten, die ihrer Mutter glauben muss, wenn sie überleben will, wird es sich für Sie so wichtig anfühlen wie das Atmen, dass Sie bei Tisch eine Illustrierte lesen oder im Auto essen.

Und deshalb ist es kein Wunder, wenn die Frauen »Oh Shit« sagen, sobald sie die Richtlinien lesen.

Die Arbeit an Ihrem obsessiven Essverhalten ist vor allem eine Arbeit an Ihrer Loyalität gegenüber Ihrem alten, falschen Selbst, denn jeder Einwand, den Sie gegen die Richtlinien vorbringen, stammt nicht von einer aktuellen Version Ihrer selbst. Seien wir ehrlich: Man muss kein wissenschaftliches Genie sein, um zu erkennen, dass Sie nicht so nett zu sich selbst sind, wie Sie sein könnten, wenn Sie vor dem Kühlschrank essen. Wenn Sie im Auto essen, während Sie gleichzeitig darauf achten müssen, nicht auf den Vordermann aufzufahren, ist es schwierig sich darauf zu konzentrieren, wie das Essen eigentlich schmeckt. Und wenn Sie sich einreden, dass zerbröckelte Kekse nicht zählen, weil bei zerbröckelten Keksen auch die Kalorien zerbröckeln, ist das zwar eine ganz originelle Idee, aber Sie belügen sich selbst. Wenn Sie um einen Kuchen herumschleichen, wenn Sie, jedes Mal wenn Sie an ihm vorbeigehen, ein paar winzige Stückchen vom Rand abschneiden, und wenn Sie am Tag ein Dutzend Mal an ihm vorbeigehen und sich sagen, dass diese winzigen Scheibchen sich doch eigentlich nicht zu einem einzigen Kuchenstück aufaddieren, belügen Sie sich selbst. Sie haben Lust auf den Kuchen, aber Sie gestehen sich nicht zu, dass Sie Lust auf den Kuchen haben, und deshalb überlegen Sie sich, wie Sie an ihn rankommen können, ohne sich selbst gegenüber zugeben zu müssen, dass Sie ihn essen. Wenn Sie sagen, Sie würden gerne abnehmen, aber kontinuierlich weiteressen, obwohl Sie satt sind, und wenn Sie sagen, Sie wüssten nicht, wie Satt-Sein sich anfühlt, sagen Sie sich nicht die Wahrheit. Es ist nicht schwierig zu spüren, wann man satt ist, aber man muss aufmerksam sein. Man muss bereit sein, das Tempo zu drosseln, denn es kann mitten in einem Bissen passieren, und wenn Sie dabei mit Lesen oder Autofahren oder Fernsehen beschäftigt sind, verpassen Sie diesen Punkt. Wenn Sie also nicht wissen, was Ihnen dabei helfen könnte, nicht länger aus emotionalen Gründen zu essen, müssen Sie sich fragen, ob Sie wirklich damit aufhören wollen. Und wenn Sie sich dann Sorgen machen, dass es ein Schlag ins Gesicht aller hungrigen Menschen der Welt ist, wenn Sie Ihren Teller nicht vollständig leer essen, leben Sie nicht in der Realität. Die Wahrheit ist: Ob Sie das Essen wegwerfen oder sinnlos in sich hineinstopfen – es wird in beiden Fällen vergeudet. Der Hunger in der Welt wird nicht dadurch verschwinden, dass Sie den Kartoffelbrei mit Parmesan und Knoblauch auf Ihrem Teller ganz aufessen.

Die Richtlinien wirken intuitiv, einfach, direkt. Ein vierjähriges Kind kann sich an sie halten. Ein vierjähriges Kind *hält* sich an sie. Bevor es so etwas wie Anweisungen gab, die Sie zu den elementaren Botschaften Ihres Körpers zurückführen, gab es eine Zeit, in der es Ihnen nicht eingefallen wäre, auf irgendetwas anderes zu hören als eben darauf.

Bei der ersten Begegnung mit den Frauen bekomme ich stets Dinge zu hören wie: »Aber ich arbeite in einem Büro, in dem es feste Zeiten fürs Mittagessen gibt – wie soll ich da essen, wenn ich Hunger habe?« Oder: »Ich habe drei kleine Kinder unter sechs Jahren, und es werden noch zig Jahre vergehen, bis es bei uns zu Hause etwas gibt, was auch nur im Entferntesten einer ruhigen Umgebung ähnelt – wie soll ich da ohne Ablenkungen essen?«

Jeder muss sich mit bestimmten Situationen arrangieren. Jeder hat ein Leben, in dem die Richtlinien neu interpretiert werden müssen. Vielleicht müssen Sie Ihren Essenszeitplan so ummodeln, dass Sie hungrig sind, wenn Sie Mittagspause haben. Oder vielleicht müssen Sie in Ihrer Mittagspause einen Spaziergang machen und in einer anderen kurzen Pause eine Kleinigkeit essen, die Sie mitbringen können. Vielleicht müssen Sie sich mit einem Ernährungsberater oder einem Arzt unterhalten, um festzustellen, was Ihr Körper braucht und wonach er verlangt. Vielleicht müssen Sie einmal in der Woche oder einmal am Tag allein essen, um sich mit verschiedenen Stadien des Hungers vertraut zu machen: wenn er einsetzt, wenn er leicht ist und wenn er so groß ist, dass Sie bereit sind, alles zu essen, was Ihnen in die Finger kommt. Jeder ist bestimmten Situationen ausgesetzt. Aber in der jeweiligen

Situation trotzdem eine Lösung zu finden ist nicht das eigentlich Schwierige.

Die wirklich schwierige Aufgabe bei dem Ganzen besteht darin, dass Sie sich erlauben zu wissen, was Sie eigentlich schon wissen. Was Sie wussten, als Sie vier Jahre alt waren, inzwischen aber vergessen haben. Das eigentlich Schwierige ist, die Stimme in Ihrem Innern zum Schweigen zu bringen, die empört »Ich kann nicht«, »Das geht nicht« und »Lasst mich hier raus« brüllt; sich freizumachen von Ihrer üblichen Methode, das Essenskarussell in Schwung zu bringen, und auf die unterschwellige Melodie, die tiefere Wahrheit zu achten: auf sich selbst ohne Ihre Geschichte über sich. Auf sich selbst als jemand, der sich unmittelbar wahrnimmt, jetzt und hier. Wenn Sie sich hinsetzen, wenn Sie aufmerksam lauschen, wenn Sie Ihren Körper unmittelbar spüren, durchglüht Sie etwas, was Eckhart Tolle die Kraft des »Jetzt« nennt. Es ist mehr als jede Geschichte. Es ist nicht die Vergangenheit, nicht etwas, was irgendjemand Ihnen irgendwann erzählt hat. Es schlummerte in jeder Minute Ihres Lebens im Hintergrund, aber weil Sie auf den Vordergrund geachtet haben, auf die wechselnden Erscheinungsformen und Dramen und Gefühle, haben Sie es nie bemerkt. Aber jetzt sind Sie dazu in der Lage. Und Ihre Beziehung zum Essen kann Ihnen die Tür dazu öffnen.

Es gibt eine erkennbare innere Wetterlage – eine Kombination aus Gefühlen und Ereignissen –, die unseren Platz in der Welt bestimmt und uns an ihn erinnert. Und der Kampf mit dem Essen ist ein Teil davon. Sie meinen, Sie wären jemand, der immer das haben will, was er nicht haben kann, egal ob schlankere Oberschenkel oder ein Leben ohne Obsessionen, und dann sehen Sie die Richtlinien, und etwas in Ihnen sagt *Oh Shit. Kommt nicht in die Tüte.* Das ist verständlich. Obsessionen leben von Abwehrreaktionen. Sie befreien sich von der Obsession, wenn Sie diese Abwehrreaktionen infrage stellen. Wenn Sie zu Ihrer Beziehung zum Essen eine echte Beziehung aufbauen, statt nur davon zu reden oder so zu tun, als gäbe es sie.

Die Obsessionen verschwinden, wenn es Ihnen mehr am Herzen liegt, Ihr wahres Wesen zu entdecken, als Ihrer Mutter oder Ihrem Vater gegenüber loyal zu sein. Die Obsessionen verschwinden, weil Sie sich so wichtig sind, dass Sie aufhören, sich selbst durch Essen zu schaden. Weil Sie sich so lieben, dass Sie aufhören, sich selbst wehzutun. Denn was man liebt, versorgt man doch gut, oder?

Wenn Sie darauf achten, wann Sie Hunger haben, was Ihr Körper will, was Sie essen, wann Sie satt sind, setzen Sie dem zwanghaften Verhalten ein Ende, denn zwanghaftes Verhalten und Bewusstheit können nicht nebeneinander existieren. Wenn Sie auf sich selbst hören, bemerken Sie den Unterschied zwischen Müdigkeit und Hunger. Zwischen Zufriedenheit und Sattheit. Zwischen dem Wunsch zu schreien und dem Wunsch zu essen.

Je achtsamer Sie sind, desto intensiver verlieben Sie sich in das, was nicht von inneren Zwängen bestimmt wird: in das, was durch Sie hindurchglüht. Die Lebenskraft, die Ihren Körper beseelt. Essen wird zu einer Möglichkeit, dieses Glühen zu bewahren, und jedes Essverhalten, bei dem Sie depressiv oder benebelt oder ein Häufchen Elend bleiben, verliert seinen Reiz. Wenn das geschieht, erkennen Sie allmählich, dass Sie von dem gelebt werden, was Gott ist, und es gar nicht anders haben wollen.

EPILOG

Abschließende Worte

Es ist der letzte Morgen des Retreats. Die achtzig Frauen, die mir sechs Tage zuvor am liebsten den Mund mit Klebeband verschlossen hätten, wünschen sich jetzt, sie könnten bis zum nächsten Retreat in der Meditationshalle kampieren. Eine Teilnehmerin aus Chicago sagt: »Bei den Essmeditationen hätte ich dich umbringen können; jedes Mal wenn du mir gesagt hast, ich solle meine Gabel hinlegen und prüfen, ob ich Hunger habe, dachte ich: ›Ich bin ein Stück größer als sie; ein kurzer Schlag in den Nacken, und ich kann in Ruhe meine verfluchten Pfannkuchen essen.‹ Jetzt würde ich am liebsten für immer mit dir zusammenleben. Meinst du, es würde Matt stören?«

Ich nehme es nicht persönlich. Ich weiß, dass die Veränderung in der Gruppe nicht deshalb stattgefunden hat, weil ich irgendetwas getan habe, sondern weil die Frauen etwas erkannt, gespürt, erlebt haben: Es gibt nichts Überwältigenderes, als dahinterzukommen, dass Sie das Essen, das Sie dreißig Jahre lang in sich hineingestopft haben, eigentlich gar nicht mögen. Oder zum ersten Mal im Leben den Geschmack einer Erdbeere wirklich wahrzunehmen. Oder sich darüber klar zu werden, dass Ihr Schmerz Sie nicht umbringt. Dass Sie mehr sind als Ihre Geschichten, mehr als Ihre Persönlichkeit, und dass Sie jede Situation bewältigen können, immer.

Aber auch Angst hängt in der Luft. Wenn Sie erst einmal entdeckt haben, dass es Freude gibt, wollen Sie sie immer fühlen. Wenn Sie erst einmal die Freiheit entdeckt haben, wollen Sie sie einfangen, sie nie mehr loslassen. Und deshalb nutze ich diesen letzten Morgen, um über die eigentliche Botschaft unserer Arbeit zu sprechen: Es geht nicht ums Essen oder um Gefühle, aber es geht auch nicht um einen Zustand, der sich genau definieren ließe. Hass ist genauso willkommen wie Glückseligkeit. Einsamkeit genauso faszinierend wie Ekstase. Großer Offenheit folgt manchmal absolutes Dichtmachen, aber solange Sie auf Ihre Enttäuschung genauso gespannt sind, wie Ihre Freude Sie begeistert, werden Sie es nicht nötig haben, das Essen als Droge zu missbrauchen. Das Zwangsverhalten ist ein unerwarteter Weg, weil es Sie schonungslos zu sich selbst zurückführt; jedes Mal wenn Sie essen wollen, obwohl Sie keinen Hunger haben, oder nicht aufhören wollen, obwohl Sie satt sind, wissen Sie, dass hier etwas geschieht, dem Sie sich freundlich und aufmerksam zuwenden sollten.

»Manche Leute sind nach Indien gegangen«, erzähle ich den Teilnehmerinnen. »Manche Leute glauben, sie bräuchten Gurus und esoterische Übungen. Aber ihr habt das Essen – und es ist euer größter Lehrer. Wenn ihr bereit seid, euch auf euch selbst einzulassen, statt vor euch davonzulaufen, und wenn ihr bereit seid, standhaft zu sein und euch nicht von der neuesten Superdiät in Versuchung führen zu lassen, habt ihr schon das, was die, die nach Indien gehen, dort zu bekommen hoffen. Direkt vor euch auf eurem Teller, hingeklatscht in die Mitte eures Alltags, habt ihr den Weg zurück zu dem, was wahr und wirklich ist.« Eigentlich sage ich nichts anderes als in den sechs Tagen davor, aber weil die Frauen viele Stunden mit Schweigen verbracht haben, weil sie sich im Essraum viele Stunden mit den Gründen beschäftigt haben, aus denen sie essen, wissen sie selbst, dass das, was sie hier loswerden wollten, ein Weg zu dem ist, was viele Gott nennen.

Das Schwierige sind nicht die großen, glorreichen Durchbrüche, so dramatisch und begehrt sie auch sein mögen. Erkenntnisse finden täglich statt – besonders während eines Retreats, bei dem jeder Augenblick darauf angelegt ist, den Zugang zur Innenwelt zu verbessern. Aber anschließend gehen die Frauen nach Hause (oder Sie haben das Buch ausgelesen) und müssen ihre Erkenntnisse in ihren realen Alltag integrieren: sich an die Essensrichtlinien erinnern, in den eigenen Körper hineinspüren, jeden Morgen Zeit für das stille Sitzen einplanen, sich von Der Stimme befreien, die Selbsterforschung trainieren und praktizieren. Echte Veränderungen geschehen allmählich. Es kostet immer viel Mühe, irgendetwas mühelos hinzukriegen. Schnelle Lösungen gibt es nicht.

Die Autorin Natalie Goldberg sagt, wir würden uns ständig in irgendetwas üben, und bei den meisten von uns sei es das Leiden. Warum nicht sich darin üben, Ihr Leiden zu beenden, statt es zu einem Dauerzustand zu machen? Da Sie ja ohnehin essen, ohnehin in Ihrem Körper herumlaufen, ohnehin irgendetwas wahrnehmen, könnten Sie diese Zeit doch auch darauf verwenden, innerlich zu erwachen, statt sich zu betäuben. Kann man etwas Besseres mit seinem Leben anfangen?

Eine Frau, die seit vielen Jahren an den Retreats teilnimmt, sagt:

Ich führe immer noch dasselbe Leben, mit derselben Familie und demselben Job wie vor den Retreats, und doch bin ich nicht mehr derselbe Mensch, der dieselben Dinge tut. Ich fühle wieder, und es zerstört mich nicht. Ich dachte, ich hätte vorher »gefühlt«, aber hauptsächlich erlebte ich mein Leben im Reaktionsmodus – lenkte mich ständig von meinem wahren Erleben/

meinen wahren Gefühlen ab. Jahrelang Nahrungsmittelmissbrauch, zu viel Sport getrieben, zu viel Arbeit, Drogen- und Alkoholmissbrauch. Die Selbstzerstörung fühlte sich wie Heimat an. Aber jetzt fühlt sich dieser Körper, dieses Leben, wie Heimat an.

Bisher konnte ich nur Zugang zu einer bestimmten Art von Liebe finden, nämlich wenn ich an meine Kinder dachte. Meine vierjährige Tochter sagt: »Ich liebe dich sechshundert Katzen, bis zum Mond und zurück und zehn Pfannkuchen-Frühstücke.« Ich meine damit, dass ich lerne, mich selbst fünf Milliarden Universen zu lieben, neunhundertzehn Erdbeeren und drei Millionen Elefantenküsse. Es ist ein völlig anderes Leben, wenn ich mit mir selbst freundlich umgehe.

Der Einsatz des Essens als Weg zu Gott hat vorhersehbare Phasen, die weitgehend dem gleichen, was die Sufis als die drei Reisen des spirituellen Weges beschreiben: die Reise von Gott weg, die Reise zu Gott hin und die Reise in Gott.

In der Sufi-Version ist die Reise von Gott weg eine, in der Sie glauben, Sie seien, was Sie tun, wiegen und leisten; und so verbringen Sie Ihre Zeit mit dem Bemühen, sich entsprechend den äußeren Wertmaßstäben zu schmücken: mit einem schlanken Körper, einem dicken Bankkonto, lässigen Lackstiefeln. Weil auch schlanke, reiche und berühmte Leute alt werden, Cellulitis bekommen und sterben, endet die Reise von Gott weg immer in einer Enttäuschung.

In der Ess-Version dieser Reise – der Reise von sich selbst weg – verbringen Sie Jahre oder manchmal auch ein ganzes Leben damit, Diät zu halten, zu fasten, Essen in sich hineinzuschlingen, Sport zu treiben und dann wieder auf der Couch zu liegen, weil

Sie sich weigern, noch ein einziges Sit-up oder noch eine einzige Yoga-Übung zu machen. In dieser Phase besteht Ihr Hauptziel darin, Ihre Makel zu beseitigen, Ihr Idealgewicht zu erreichen und sich ein für alle Mal von Ihrer Fixierung auf das Essen zu befreien. Weil die Beziehung zum Essen nur ein Mikrokosmos ist, der Ihre Beziehung zu allen anderen Bereichen Ihres Lebens (wie Ihre Ansichten zum Thema Überfluss, Mangel, Angst, Wohlwollen und Gott) widerspiegelt, werden alle Versuche, etwas im Bereich des Essens zu ändern, ohne sich auch mit den Überzeugungen zu beschäftigen, für die dieser Bereich noch steht, wie in der Sufi-Version immer in einer Enttäuschung enden.

Den Sufis zufolge birgt auch die nächste Reise – die Reise zu Gott hin – eine Fülle von Enttäuschungen. Sie bemühen sich darum, Ihren aufgewühlten Geist zum Schweigen zu bringen, doch er gibt Ihnen stetig neue, abwegige Gedanken ein. Sie beschließen, nicht mehr zu urteilen, nicht mehr böse, wütend, gehässig zu sein, und ertappen sich bei dem Wunsch, Ihr Nachbar möge auf einer Bananenschale ausrutschen und sich das Genick brechen. Sie finden einen spirituellen Lehrer, der Weisheit und Reinheit zu verkörpern scheint, und dann schläft er mit sechzehn Schäfchen aus seiner Herde.

Auf dem Gebiet des Essens ist die Reise zu sich selbst genauso enttäuschend. Sie hören mit den Diäten auf. Fangen an zu essen, wonach Ihr Körper verlangt. Erkennen, dass Ihnen beim Essen nicht der Wille, sondern die Einsicht fehlt. Sie wollen zwar abnehmen, erkennen aber plötzlich, dass es vertraut und beruhigend ist, wenn Sie Ihr Gewicht – und das Problem – behalten. Sie wollen weder das Gewicht loslassen noch das Drama, das es umgibt. Sie haben sich Ihr Leben lang mit Ihrem Gewicht herumgequält, und jetzt, wo das Ende in Sicht ist, rennen Sie in die entgegengesetzte Richtung davon.

Die dritte Reise – die Reise in Gott – ist in der Sufi-Tradition und in der »Weg des Essens«-Version gleich: Auf dieser Reise hören Sie auf, nach immer mehr, immer Besserem zu suchen. Sie leben nicht mehr, als sei dieses Leben die Generalprobe fürs nächste. Authentizität, nicht der Versuch, gut zu sein, beginnt das zu prägen, was Sie tun. Durch Übungen wie die Befolgung der Essensrichtlinien, durch Meditation und Selbsterforschung erkennen Sie langsam, dass Sie schon heil und ganz sind und dass es keine Prüfung zu bestehen, kein Wettrennen zu beenden gilt; selbst der Schmerz wird zu einer weiteren Tür, einer weiteren Chance zu erkennen, wo es an Liebe mangelt.

Wenn Sie die Welt durch eine schwarze Brille betrachten, sieht alles schwarz aus. Wenn Sie auf eine bestimmte Weise essen, weil Sie meinen, Sie würden etwas falsch machen, wenn Sie es nicht tun, ist das keine Freiheit. Wenn Sie immer noch an Ansichten über Gut und Böse kleben, ist es egal, was Sie essen oder wie viel Sie wiegen – Sie rudern immer noch im Bereich der Obsessionen herum. Sie zahlen immer noch dafür, dass Sie einen Raum einnehmen, der nach Pfund Fleisch berechnet ist. Wenn Sie nicht innehalten, wenn Sie sich nicht wirklich für die Überzeugungen und Bedürfnisse interessieren, mit denen Sie das Essen überfrachten, leben Sie weiter in einer Art Vorhölle, in der der Geschmack des Essens alles ist, was Sie vom Himmel kennen, und der Umfang Ihrer Oberschenkel alles, was Sie von der Hölle kennen.

Aber so muss es nicht sein. Die wahre Gottesfurcht liegt nicht in dem, was Sie leisten oder essen oder wiegen. Es gibt etwas Besseres, als den Felsblock immer wieder wie ein Besessener den Berg hinaufzurollen: ihn ablegen. Und wenn Sie bereit sind, mit den Diäten aufzuhören, auf eine Sofortlösung zu verzichten und Ihre

Beziehung zum Essen als unverhofften Pfad zu begreifen, werden Sie entdecken, dass Gott immer schon hier war. In der Trauer über jedes Ende, in der Begeisterung über jeden Anfang. Im Lärm und in der Stille, in den Turbulenzen und in den Inseln des Friedens. In jedem Augenblick, in dem Sie Ihr gebrochenes Herz oder Ihre überdimensionalen Oberschenkel mit Freundlichkeit überschütten, in jedem Atemzug, den Sie tun – Gott ist dabei. Er ist Sie.

Dank

Ohne die Teilnehmerinnen an meinen Retreats hätte dieses Buch nicht geschrieben werden können. Ich danke jeder Einzelnen, vor allem denen, die mir erlaubt haben, ihre Aussagen und ihre Geschichten wortwörtlich zu verwenden. Menno de Lange, Chohan Jane Neale und Loren Matthews, die Mitglieder meines fabelhaften Teams, machen bei jedem Retreat das Unterrichten zu einem eigenen, von echter Unterstützung und schierer Freude erfüllten Kosmos. Die unerschütterliche Judy Ross koordiniert charmant alle Kleinigkeiten. Und ein riesiges Dankeschön gilt Premsiri Lewin, Glenn Francis und Sara Hurley für die unvergesslichen Beiträge, die sie im Laufe all der Jahre geleistet haben.

Anne Lamott und Kim Rosen haben wie gewohnt mit ihrem untrüglichen Gespür und ihrem ausgezeichneten Sachverstand das Manuskript in Form gebracht. Danke, dass ihr meine Freundinnen seid und mich vor mir selbst gerettet – und mich wieder zu mir zurückgeführt habt. Und ohne Maureen Nemeth, meine rechte Hand, würde ich wahrscheinlich immer noch in jenem Hinterzimmer mit den Mäusen und zehntausend Papierschnipseln kämpfen.

Ein ganz großes Dankeschön geht an Ned Leavitt, meinen Agenten und einen von Gottes treuesten Anhängern; an Dan Smetanka, der mir auf einem steinigen Weg unverdrossen zur Seite gestanden hat; an Whitney Frick für wichtige Erkenntnisse; an Susan Moldow, die an dieses Buch geglaubt hat; an Beth Wareham, die unglaubliche Lektorin meiner Träume, Cheerleader-Pompons und dergleichen mehr inklusive. Rosemary Ellis, Jenny Cook, Denise Foley und Judy Stone von Good Housekeeping haben viel dazu beigetragen, dass der Autorin dieser Zeilen Monat für Monat leichter wurde ums Herz.

Für ihre unerschütterliche Zuneigung danke ich Jeanne Hay. Durch die Ridhwan-Schule hat mein Leben sich komplett geändert, und Hameed Ali und dem Lehrerteam – einschließlich Alia Johnson, Deborah Ussery und Morton Letofksy – werde ich ewig dankbar sein. Die buddhistischen Lehrer, die ich im Lauf der Jahre hatte – Joseph Goldstein, Jack Kornfield, Stephen Levine, Lama Yeshe, Lama Zopa, Gonpo Tseden und Dan Brown – haben mich mit dem bewussten Sein bekannt gemacht und meine Liebe zu ihm wach gehalten. Catherine Ingram entführt mich immer noch in jenen Sternenpalast. Barbara Renshaw hat mir so viele tief greifende, praktische und lebensverändernde Hilfestellungen gegeben, dass ich hier gar nicht alle nennen kann.

Für die vielen Dimensionen der Liebe und des Wohlbefindens, mit denen jeder von ihnen mein Leben bereichert, danke ich Jace Schinderman, Taj Inayat, Mayuri Onerheim, Sandra Maitri, Roseanne Annoni, Rick Foster, Greg Hicks, Allison Post, Karen Johnson und meiner Mutter Ruth Wiggs.

Unter allen Menschen auf der Erde habe ich das Privileg, mein Leben mit Matt Weinstein zu verbringen. Von dir geliebt zu werden, ist wie in unendlichem Glanz zu leben, wie mit dem Staunen selbst vermählt zu sein.

Anhang

Mit der Selbsterforschung beginnen

Die Selbsterforschung kann jederzeit durchgeführt werden, überall – wenn Sie allein sind, mit einer Freundin, mit einem Coach. Wenn ich in den Retreats das Konzept der Selbsterforschung einführe, unterrichte ich sie als schriftliche Übung. Ich bitte die Frauen, sich zunächst eine Frage bewusst zu machen – etwas, was sie nicht wissen, aber gerne wissen würden. Wenn sie ein Problem erkennen, das sie haben, aber meinen, sie wüssten, warum sie es haben und wie sie es angehen können, erübrigt sich die Selbsterforschung. Deren Wirksamkeit beruht darauf, dass ihr Ausgang offen ist, darauf, dass sie aus echter Neugierde heraus geschieht.

Bei der Selbsterforschung kommen Sie dahinter, für was und für wen Sie sich bis dahin gehalten haben, ohne dies jemals infrage gestellt zu haben. Die Selbsterforschung bringt Sie in direkten Kontakt zu dem, was größer ist als das, worüber Sie schreiben: mit den grenzenlosen, unerforschten Welten hinter Ihrem logisch vorgehenden Alltagsverstand.

Den Retreat-Teilnehmerinnen erteile ich die folgenden Anweisungen:

- Reservieren Sie sich zwanzig Minuten Zeit, in denen Sie nicht gestört werden.

- Nehmen Sie Ihren Körper wahr. Nehmen Sie die Fläche wahr, auf der Sie sitzen. Machen Sie sich die Punkte bewusst, an denen Ihre Haut Kontakt mit Ihrer Kleidung hat. Achten Sie auf Ihre Füße; wie berühren sie den Boden? Spüren Sie, wie Sie mit Ihrer Aufmerksamkeit in Ihre Arme, Ihre Beine, Ihre Brust, Ihre Hände hineinwandern.
- Prüfen Sie, was Sie jetzt gerade spüren – und wo. Seien Sie präzise. Spüren Sie ein Kribbeln? Pulsieren? Anspannung? Wärme oder Kälte? Sitzen die Empfindungen in Ihrer Brust? Ihrem Rücken? Ihrem Hals? Ihren Armen?
- Fangen Sie mit den Empfindungen an, die Sie am deutlichsten wahrnehmen, und fragen Sie sich: Hat die Empfindung eine Form, ein Volumen, eine Struktur, eine Farbe? Wie beeinflusst mich diese Empfindung? Ist es mir irgendwie unangenehm, sie zu spüren? Ist sie vertraut? Wie alt fühle ich mich, wenn ich sie spüre? Was passiert, wenn ich sie ganz unmittelbar fühle?
- An dieser Stelle kann es sein, dass Sie anfangen, eine Empfindung mit einer Erinnerung oder bestimmten Emotionen zu assoziieren, zum Beispiel mit Traurigkeit oder einem Gefühl der Einsamkeit. Und es kann sein, dass Sie darauf reagieren; vielleicht wollen Sie dichtmachen, weglaufen, aufhören zu schreiben. Erinnern Sie sich daran, dass eine Empfindung eine unmittelbare, primäre körperliche Erfahrung ist, während eine Reaktion eine sekundäre Erfahrung in Ihrem Kopf ist. Hier ein paar Beispiele für auftretende Reaktionen: der Wunsch, zwanghaft zu essen; sich sagen, dass Sie immer leiden werden; Ihre tatsächlichen Gefühle mit Gefühlen vergleichen, die Sie gerne hätten; die aktuelle Erfahrung mit Ihrer früheren Erfahrung vergleichen; sich selbst mit jemand anderem vergleichen; sich eine Geschichte über das zusammenspinnen, was gerade passiert.

Wenn Sie feststellen, dass Sie auf das reagieren, was Sie wahrnehmen, kehren Sie bitte mit Ihrer Aufmerksamkeit zu Ihrem Körper zurück. Spüren Sie, was in Ihrer Brust, in Ihren Beinen, Ihrem Rücken, Ihrem Bauch passiert. Bei der Selbsterforschung geht es darum zuzulassen, dass Ihre direkte und unmittelbare Wahrnehmung sich entfaltet; es geht nicht um eine Geschichte, die Sie sich in Ihrem Kopf zusammenreimen.

- Erkennen und benennen Sie Die Stimme, und lösen Sie sich von ihr. Wenn Sie sich klein, am Boden zerstört und machtlos fühlen, ist das gewöhnlich ein Zeichen dafür, dass Die Stimme da ist. Die Stimme sagt Sätze wie: *Du wirst nie gut genug sein; du wirst dich nie ändern; du hast es verdient, dass es dir schlecht geht; du bist eine Niete/ein schlechter Mensch/nicht liebenswert/dumm/nichts wert/dick/hässlich.* Schamgefühle sind immer eine Reaktion auf Die Stimme.

  Um mit der Selbsterforschung fortzufahren, müssen Sie sich von Der Stimme lösen, denn die will Sie in *ihrer* Definition von Sicherheit festhalten und den Status quo zementieren.

  Wenn Die Stimme nicht dadurch verstummt, dass Sie ihre Anwesenheit erkennen, können Sie sagen: »Verschwinde!« oder: »Geh weg!« oder: »Such dir gefälligst jemanden, der dir gewachsen ist.« Formulieren Sie kurze, einfache Aufforderungen. Wenn Sie mit Ihren Befreiungsschlägen Erfolg hatten, verschwindet Die Stimme, und die Empfindungen lösen sich auf.
- Sobald Sie merken, dass Sie in einer Reaktion festhängen oder abgelenkt sind/in Ihrem Kopf ein einziges Chaos herrscht/Sie nichts mehr spüren/nicht mehr mit sich selbst in Kontakt sind, lenken Sie Ihre Aufmerksamkeit zu Ihrem Körper zurück und zu dem, was Sie darin spüren.

- Achten Sie auf Geheimnisse – Gedanken und Gefühle, die Sie unterdrückt haben. Seien Sie neugierig auf sie, wenn sie auftauchen. Seien Sie gespannt auf die verborgene Botschaft.
- Versuchen Sie nicht, die Selbsterforschung zu steuern. Wenn Sie bestimmte Vorstellungen oder Vorlieben haben (Sie wollen sich zum Beispiel nicht erbärmlich oder wütend oder gehässig fühlen), kann die Selbsterforschung nicht ungehindert voranschreiten. Im tibetischen Buddhismus heißt es: »Sei wie ein Kind, staune über alles.«

Denken Sie daran: Die Selbsterforschung ist eine Methode. Sie ist nicht etwas, was Sie beim ersten oder auch zehnten Mal »intus haben«. Sie beginnen sie nicht, weil Sie etwas bekommen wollen; sondern weil Sie herausfinden wollen, wer Sie sind, wenn Sie nicht von Ihrer Vergangenheit oder Ihren Vorstellungen darauf konditioniert sind, wie ein guter Mensch sein sollte. Bei jedem Versuch der Selbsterforschung erfahren Sie mehr. Und jedes Mal, wenn Sie mehr erfahren, demontieren Sie die veraltete, stereotype Version Ihres Selbst ein Stück weiter. Bei jedem Akt der Selbsterforschung haben Sie die Chance dahinterzukommen, dass Sie nicht die sind, für die Sie sich bislang gehalten haben. Was für eine Erleichterung!

Die Essensrichtlinien

1. Essen Sie, wenn Sie Hunger haben.
2. Essen Sie im Sitzen in einer ruhigen Umgebung. Das Auto gehört nicht dazu.
3. Essen Sie ohne Ablenkungen. Ablenkungen sind Radio, Fernsehen, Zeitungen, Bücher, intensive oder angstauslösende Unterhaltungen oder Musik.
4. Essen Sie, wonach Ihr Körper verlangt.
5. Essen Sie, bis Sie satt sind.
6. Essen Sie so, dass andere Sie sehen (könnten).
7. Essen Sie mit Freude, Genuss und Lust.